Sigi Nesterenko

Entgiften von A bis Z

Wie Sie Ihren Körper von Schwermetallen und anderen Umweltschadstoffen befreien

Rainer Bloch Verlag

Diese Publikation ist urheberrechtlich geschützt. Alle Rechte vorbehalten. Die Verwendung der Texte und Abbildungen, auch auszugsweise, ist ohne die schriftliche Zustimmung des Verlages rechtswidrig und wird straf- und zivilrechtlich verfolgt. Dies gilt insbesondere für Vervielfältigung, Übersetzung oder Verwendung in elektronischen Systemen.

Sämtliche Angaben und Anschriften wurden sorgfältig und nach bestem Wissen und Gewissen ermittelt. Trotzdem kann von Autor und Verlag keine Haftung übernommen werden.

© Copyright 2010 Rainer Bloch Verlag

Entgiften von A bis Z
Sigi Nesterenko
ISBN 978-3-942179-11-9
Rainer Bloch Verlag
1.Ausgabe 2010

Druck: SOL GmbH, Schrobenhausen

SPRACHREGELUNG:
Zur Vereinfachung beim Schreiben und Lesen wird immer die männliche Form verwendet: der Patient, der Arzt usw. Dieser Artikel dient als allgemeiner Gattungsbegriff und schließt weibliche Personen automatisch mit ein.

Inhaltsverzeichnis

Seitenzahl

4	Vorwort
5	Warum ich dieses Buch geschrieben habe
6	Meine Geschichte in Kurzform
10	Was vergiftet uns?
11	Vergiftete Umwelt – vergiftete Menschen
15	Schwermetalle und Lösungsmittel als Schadstoffe
19	Warum Entgiftung?
21	Umweltbedingte Erkrankungen und Schwermetalle
27	Erbliche Begünstigung einer chronischen Vergiftung
28	Schwermetalle in Verbindung mit chronischen Infektionen und Tumorerkrankungen
38	Schwermetalle und Schwangerschaft
40	Symptome einer Schwermetallvergiftung
42	Diagnose einer Schwermetallvergiftung
50	Vermeidung von Schadstoffen
53	Die richtige Reihenfolge
56	Entgiftungsmethoden von A bis Z
116	Gehirnentgiftung
117	Kritisch zu betrachtende Methoden
121	Zusätzliche Maßnahmen, die die Entgiftung unterstützen von A bis Z
135	Ernährung
138	Tipps für Ihre erfolgreiche Entgiftung
140	Die Entgiftungsorgane
141	Die Nieren
142	Die Haut
143	Die Lunge
144	Die Lymphe
145	Die Leber
151	Leberreinigung nach Dr. Hulda Clark
155	Der Darm
162	Leaky Gut Syndrom (LGS) – der durchlässige Darm
166	Entfernung der Amalgamfüllungen – Maßnahmen beim Zahnarzt
170	Maßnahmen bis zur entgültigen Entfernung der Amalgamfüllungen
171	Was kommt nach Amalgam?
175	Und nun zu den Kosten
177	Zur Autorin
178	Hinweise für den Leser

Vorwort

Entgiftung und Entschlackung ist eines der wichtigsten Themen, wenn es um unsere Gesundheit geht.

Umweltmediziner sind sich schon lange darin einig, dass viele unserer heutigen Zivilisationserkrankungen in Verbindungen mit Schadstoff-Belastungen stehen. Und dabei ist egal, wie die Krankheit heißt: ob Migräne, Rheuma, Multiple Sklerose, Chronische Müdigkeit, Nahrungsmittel-Unverträglichkeiten, Neurodermitis, Depressionen, Morbus Crohn, Fibromyalgie, chronische Candida-Infektion, Colitis Ulcerosa, Schuppenflechte oder Krebs. In vielen Fällen sind die daran erkrankten Personen mit Schadstoffen belastet, ohne es zu wissen. Denn die Schulmedizin berücksichtigt diese Zusammenhänge nicht.

Für Umweltmediziner und naturheilkundlich orientierte Therapeuten gibt es jedoch keinerlei Zweifel mehr an dem Einfluss von Schadstoffen auf die Gesundheit. Viele Studien und Erfahrungsberichte existieren hierüber – sie sind in der Öffentlichkeit leider oftmals nicht bekannt. Und in vielen Fällen kommt es erst dann zu deutlichen gesundheitlichen Verbesserungen, wenn die Erkenntnisse von Vergiftung und Entgiftung in die ganzheitlichen Therapiekonzepte einfließen.

Dass wir mittlerweile von unendlich vielen Schadstoffen umgeben sind, ist kein Geheimnis mehr. Aber dennoch ist vielen Menschen das gewaltige Ausmaß dieser Belastungen mit schädlichen Stoffen nicht bewusst. Dabei fängt es schon im eigenen Körper durch Zahnmetalle wie Amalgamfüllungen und metallhaltigen Kronen und Brücken an. Und in den eigenen vier Wänden geht es munter weiter: Holzschutzmittel, Lösungsmittel in Wandfarben, Formaldehyd in Möbeln, diverse Schadstoffe einschließlich Medikamentenrückstände im Trinkwasser, Aluminium aus Deos, Weichmacher in Plastiktrinkflaschen, Lösungsmittel in Kinderspielzeug, chemische Zusatzstoffe in Lebensmitteln und Kosmetikartikeln und so weiter. Dabei ist der menschliche Organismus genetisch gar nicht darauf eingestellt, diese Schadstoffe von allein wieder auszuscheiden.

Erfahren Sie in diesem Buch, wo die Giftstoffe lauern und wie diese Ihre Gesundheit beeinflussen. Sie erhalten praktische Lösungsmöglichkeiten, wie Sie sich erfolgreich von belastenden Schadstoffen befreien können.

Und sollten Sie noch nicht wissen, ob in Ihrem Körper Schadstoffe die Ursache für Ihre Erkrankung sind, so erfahren Sie auch, wie Sie die Schadstoffbelastung feststellen können. Dieses Buch beabsichtigt nicht, ein weiteres Buch über Schwermetallvergiftungen zu sein, sondern im Mittelpunkt stehen die Möglichkeiten, wie der Körper erfolgreich entgiftet wird.

Dabei werden viele Methoden vorgestellt, die man zuhause selbst durchführen kann, aber auch die wichtigsten Entgiftungstherapien, die bei einer schweren chronischen Vergiftung nur von Therapeuten durchgeführt werden dürfen. Denn eine umfangreiche Entgiftung ist ein komplizierter Vorgang, der in professionelle Hände gehört.

Die meisten der in diesem Buch vorgestellten Entgiftungsmaßnahmen habe ich aufgrund einer lebensbedrohlichen chronischen Schwermetallvergiftung im Laufe von über 10 Jahren selbst an mir ausprobiert, so dass ich die Informationen direkt aus der Praxis zusammentragen konnte. Dies sind äußerst wertvolle Erfahrungen, die Sie nun nutzen können, um Ihre Entgiftung effektiver und kostengünstiger gestalten zu können, als es mir seinerzeit möglich war. Lesen Sie im ersten Kapitel, warum ich dieses Buch geschrieben habe – ich bin ganz sicher, allein schon die ersten Buchseiten werden so manchem von Ihnen nicht nur die Augen öffnen, sondern auch eine große Chance auf mehr Gesundheit bieten.

Warum ich dieses Buch geschrieben habe

Um es ganz einfach zu sagen: Weil meine Leser es so wünschten.
Es ist immer wieder für mich erstaunlich, aber auch eine wohltuende Bestätigung, dass sich so viele Leser nach der Lektüre meiner Bücher direkt an mich wenden. Mit ihren vielen Fragen und Nöten kontaktieren sie mich in der Hoffnung, dass ich ihnen in ihrer persönlichen gesundheitlichen Situation weiterhelfen kann.

Interessanterweise stellte sich in vielen dieser Gespräche heraus, dass oftmals Schwermetalle an der Erkrankung beteiligt waren, ganz egal, wie die Krankheit hieß. Während es bei dem einen die erschreckend vielen Nahrungsmittelintoleranzen waren, so war es bei vielen anderen die Fibromyalgie, der Reizdarm, die Migräne, Depressionen bis hin zum Chronischen Müdigkeitssyndrom.

So ist es fast eine logische Konsequenz, dass ich immer wieder in den zahlreichen Gesprächen und Emails gefragt werde, wie man sich am besten und effektivsten von den Schwermetallen befreien könne. Da ich keine Medizinerin bin, kann ich leider keine persönlichen Behandlungsvorschläge unterbreiten. Aber in diesem Werk erfahren Sie viele wichtige Informationen, die Ihnen weiterhelfen können und die in Zusammenarbeit mit Ihrem Therapeuten umsetzbar sind.

Das zentrale Thema sind die Entgiftungsmethoden. Welche gibt es, welche sind sinnvoll und was kann man begleitend zu den professionellen therapeutischen Verfahren selbst durchführen? Das Angebot an Entgiftungsmethoden hat sich innerhalb der letzten 10 Jahre so stark erweitert, dass es vielfach schwierig ist, den Überblick zu bekommen.

Und genau diese Übersicht soll Ihnen dieses Buch liefern: Entgiftungsmethoden von A bis Z, ergänzt durch Informationen zur Schadstoffvermeidung, risikofreien Amalgamentfernung bis hin zum sinnvollen Zahnersatz.

Es ist ein Buch ganz aus der Praxis. Vieles von dem, was Sie nachfolgend lesen, habe ich selbst erfahren, so dass diese zusammengetragenen Informationen keine reinen Theorien sind, sondern weitestgehend direkt aus der Praxis eines chronischen schwermetallvergifteten Menschen stammen.

Letztendlich: Ohne meine eigene Geschichte wäre dieses Buch niemals entstanden.

Meine Geschichte in Kurzform

Durch eine schwere chronische Schwermetallvergiftung wurde ich Tag für Tag ein Stückchen mehr aus meinem bisherigen Leben herausgeschleudert. Wie bei vielen von Ihnen auch, wurde diese Vergiftung erst nach vielen Jahren und unendlich vielen Arztbesuchen diagnostiziert. Dies waren fünf Jahre mit schweren Depressionen und vielen weiteren erschütternden gesundheitlichen Beschwerden. Schließlich wurde in einer Uniklinik die lebensrettende Diagnose gestellt: Amalgam und Palladiumvergiftung. Dies ist eine seltene Ausnahme, denn erfahrungsgemäß beschäftigen sich Unikliniken nicht mit chronischen Schwermetallvergiftungen und Umwelterkrankungen.

Nach der Diagnosestellung begann erst die eigentliche Arbeit. Ich war ein körperliches Wrack und kaum noch in dieser Welt zuhause, so sehr hatte mich im Laufe von 5 Jahren die Krankheit dahingerafft. Aber nun hieß es, doch noch die restlichen Kräfte zu mobilisieren und den Kampf zum Gesünderwerden aufzunehmen.

Leider gab es damals (1999) das Internet noch nicht in dem Umfang, wie es heute aufgestellt ist. Somit stand ich erst mal ziemlich allein vor einem großen Problem: Wie werde ich gesund oder zumindest gesünder?

Ich kaufte mir sämtliche Literatur, die auch nur annähernd mit Vergiftungen zu tun hatte und saugte alle Informationen auf wie ein Schwamm. Alle Erkenntnisse, die irgendwie mit Vergiftung, Entgiftung und Detoxifikation zu tun hatten, eignete ich mir an.

Nach und nach ergaben sich immer weitere Puzzleteilchen, die meinen fürchterlichen Gesundheitszustand erklärten. Aber es sollte ein langer Prozess werden, um die komplexen Zusammenhänge in ihrer Gesamtheit verstehen zu können. Viele Erkenntnisse, die man heute über chronische Vergiftungen gewonnen hat, existierten damals noch nicht oder waren noch nicht zugänglich.

Hätte ich jedenfalls damals bereits über das Wissen verfügt, das ich mir mittlerweile angeeignet habe, so hätte mein Gesundungsprozess wesentlich kürzer ausfallen können. Und gar nicht daran zu denken, wie viel Leid mit erspart geblieben wäre, wenn die Diagnose schon viel frühzeitiger erfolgt wäre. Aber man muss lernen, Dinge zu akzeptieren, die man nicht mehr ändern kann. Und dies gehört zweifelsohne wohl dazu.

Im Laufe der Zeit wurde ich mehr und mehr zu meinem eigenen Versuchskaninchen. Denn je mehr Wissen ich mir aneignete, desto mutiger wurde ich, Dinge an mir auszuprobieren. Letztendlich kann ich mittlerweile behaupten, dass es so gut wie keine Entgiftungsmethode gibt, die ich nicht an mir angewandt habe. Dabei waren einige sehr effektiv, manche leider ziemlich nutzlos und trotzdem teuer, so dass das Portemonnaie ordentlich strapaziert wurde. Aber auch die finanzielle Belastung bei dieser Erkrankung gehört zu den Dingen, die man akzeptieren muss.

Und andererseits: Was soll man machen, wenn man quasi mit dem Rücken zur Wand steht und nur noch überleben kann, wenn man die erforderlichen Therapien selbst bezahlt? Jeder, der von einer chronischen Vergiftung betroffen ist, wird diese Erfahrung irgendwann machen und mit ziemlicher Sicherheit genauso verfahren.

Mittlerweile ist das Thema Entgiftung zu einem meiner Schwerpunktthemen geworden. Regelmäßige Leser meiner Bücher werden dies ohnehin schon längst festgestellt haben. Denn in vielen Büchern komme ich immer auch auf die Entgiftung zu sprechen. Sie ist nämlich so zentral, dass sie bei vielen heutigen Zivilisationserkrankungen zu oftmals erstaunlichen gesundheitlichen Verbesserungen führen kann. Diese Feststellung wird Ihnen übrigens auch jeder naturheilkundlich orientierte Therapeut bestätigen. Denn in der Naturheilkunde ist die Entgiftung insbesondere im Laufe der letzten 10 Jahre zu einem ganz zentralen Thema geworden.

Die Schulmedizin sieht dies anders und bezieht Entgiftungsmaßnahmen nicht in ihre Behandlungsschemata ein. Geht es nach ihr, existieren keine chronischen Vergiftungen und ist es völlig ungefährlich, Amalgam als Zahnfüllmaterial zu verwenden.

Aber da muss sich wohl jeder selbst sein Bild machen und vermutlich seine eigenen Erfahrungen sammeln.

Ich für mich kann an dieser Stelle nur sagen: Hätte ich mich auf die Schulmedizin verlassen, hätte ich das Jahr 1999 nicht überlebt. Denn 5 Jahre lang hatte ich mich bis dahin auf schulmedizinische Diagnostik verlassen. Statt gesünder wurde ich zusehends kränker und hätte fast mit meinem Leben bezahlt.

Erst durch die Entfernung der Amalgamplomben und der Palladiumkrone, sowie der anschließenden ganzheitlichen Entgiftungstherapien konnte ich meinen körperlichen Verfall aufhalten und größtenteils wieder umkehren. Und genau aufgrund dieser intensiven langjährigen Erfahrung bin ich so davon überzeugt, dass die Entgiftung vielen Menschen zu mehr Gesundheit verhelfen kann.

Meine erlebte und überlebte Geschichte ist Ihre Chance!

Profitieren Sie von diesem wertvollen Erfahrungsschatz, den ich im Laufe von vielen Jahren zusammengetragen und vielfach am eigenen Körper praktiziert habe. Es kann Ihnen einen langen Leidensweg und große finanzielle Aufwendungen ersparen.

Im Übrigen brachte das ganze Thema der chronischen Vergiftung mein gesamtes Weltbild ordentlich ins Wanken. Erstmals in meinem Leben musste ich schmerzlich erfahren, dass man tatsächlich auf Staatskosten so krank gemacht wird. Und ich musste erkennen, dass die ganze Amalgamthematik ein heißes Eisen und brisantes Politikum darstellt. Dass man die Gefährlichkeit dieses hochgiftigen Zahnfüllstoffes am liebsten totschweigt, weil man zu viele Schadensersatzansprüche fürchtet. Stellen Sie sich nur mal vor, alle Amalgamträger würden klagen.

All das musste ich erst mal begreifen, lebte ich bis dahin doch in einer augenscheinlich heilen Welt. Doch je mehr mir im Laufe der vielen Jahre nach meiner Diagnose an Informationen zugetragen wurde, desto erschütterter wurde mein Glaube an so viele Dinge. Besonders das medizinische Weltbild, wie es uns am liebsten dargestellt wird, fiel aufgrund meiner Erfahrungen und Erkenntnisse nach und nach wie ein Kartenhaus zusammen.

Wenn Sie die ganze Geschichte erfahren möchten, lesen Sie das Buch ‚Amalgam frisst meine Seele', erhältlich bei:
www.meine-Amalgam-Story.net , glauben Sie mir, es ist spannend.

Was vergiftet uns?

Die Vergiftung des Körpers geschieht über vielfältige Möglichkeiten. Man unterscheidet im Wesentlichen die Giftstoffe, die durch den Körper selbst produziert werden und sog. Stoffwechselabfallprodukte sind und auf der anderen Seite die Schadstoffe, die dem Körper von außen zugeführt werden.

Diese beiden Dinge müssen zwingend unterschieden werden, da hier völlig verschiedene Entgiftungskonzepte eingesetzt werden sollten. Stoffwechsel-Abfallprodukte fallen in jedem Organismus ganz automatisch an und entstehen besonders intensiv durch Verdauungsprozesse. Ein gesunder Körper ist stets in der Lage, diese Schlackenstoffe wieder auszuscheiden, so dass sie keinerlei Schaden anrichten. Erst wenn der Körper überlastet ist und die Abfallprodukte nicht automatisch ausgeschieden werden können, werden sie zum Problem.

Damit dem Organismus keine Schäden zugefügt werden, muss der Körper unterstützt werden, um sich von diesen belastenden Stoffen zu befreien.

Im Gegensatz zu den Stoffwechselprodukten verursachen von außen zugeführten Giftstoffe ganz andere Schäden im Körper und müssen mit wesentlich umfangreicheren Maßnahmen ausgeleitet werden. Die von außen auf uns einfließenden Schadstoffe sind einerseits Schwermetalle wie u. a. Blei, Quecksilber, Cadmium und Nickel, aber auch organische Gifte wie Insektizide, Herbizide und Pestizide. Auch Lösungsmittel aus Farben, Holzschutzmittel, Zusatzstoffe in Lebensmittel und Kosmetika sind Schadstoffe, die unseren Körper massiv schädigen können. Zu den giftigsten Substanzen, die unser Planet zu bieten hat, zählt unzweifelhaft das Quecksilber, denn es ist das giftigste nichtradioaktive Element. Das heißt, dass alle anderen bekannten Giftstoffe radioaktiver Natur sind.

Vergiftete Umwelt – vergiftete Menschen

Wenn Sie auch zu den Menschen gehören würden, die der Meinung sind, dass eine vergiftete Umwelt keinen Einfluss auf die Gesundheit von Mensch und Tier hat, dann hätten Sie dieses Buch erst gar nicht gekauft. Also kann ich annehmen, dass Sie sich durchaus darüber bewusst sind, dass Giftbelastungen, die unsere Umwelt zunehmend schädigen, auch an uns Menschen nicht mehr spurlos vorbeigehen.

Den Zusammenhang zu sehen, dass die Vergiftung der Umwelt zwangsläufig mit der Vergiftung von Mensch und Tier einhergeht, ist sicherlich ein ganz wesentlicher Schritt, aktiv etwas für seine Gesundheit zu tun. Das Schlimme daran ist jedoch, dass man kaum noch Möglichkeiten hat, den ganzen belasteten Dingen dauerhaft aus dem Weg zu gehen, zumal die Belastung mit jedem Tag eher noch weiter zunimmt, als dass sie weniger wird.

Dabei fängt die Belastung schon mit dem Atmen an. Könnten wir die Schadstoffbelastungen der Luft farblich erkennen, würden wir vor lauter Schreck wahrscheinlich sofort aufhören zu atmen.

Gleiches gilt für die vielen Belastungen, die unsere Lebensmittel betreffen. Könnte man die Schadstoffe wie Pestizide, Herbizide und die zahlreichen chemischen Zusatzstoffe optisch wahrnehmen, weil sie vielleicht aussehen würden wie Schimmelpilze oder eine unappetitliche Farben hätten, so würden wir sie nicht mehr essen. Denn das Auge isst ja bekanntlich mit.

Bleiben wir im Haushalt. Haben Sie schon mal darüber nachgedacht, dass auch Ihre Möbel, Teppiche und Baumaterialien Schadstoffe in die Raumluft abgeben können? Sie wundern sich immer, wenn Sie ein neues Möbelstück kaufen, dass es besonders anfangs im Wohnzimmer besonders stark nach ‚irgendwie neu' riecht? Meinen Sie immer noch, dass dies gesunde Landluft ist, die sich für Sie gesundheitsfördernd auswirkt? Oder denken Sie an Ihr letztes neues Auto. Erinnern Sie sich noch daran, wie intensiv dieses irgendwie nach Plastik roch? Und Sie meinen, das sei so ungefährlich?

Dass Zigarettenqualm nicht gesund ist, weiß schon jedes Kind. Aber meinen Sie, dass Autoabgase, Flugzeugkerosin und Industrie-Emissionen gesundheits-fördernde Frischluft in die Atmosphäre pusten?

Stellen Sie sich jetzt mal die ganzen Kosmetikartikel vor, die Sie morgens und abends auf Ihre Haut auftragen, mit denen Sie Ihre Haare waschen, die Zähne putzen oder die Parfüme, die so angenehm duften. Schauen Sie dort mal auf das Kleingedruckte – vermutlich brauchen Sie nicht nur ab sofort eine Lesebrille, sondern Sie stellen auch fest, dass Sie mindestens die Hälfte dieser Bezeichnungen gar nicht verstehen.

Ja, man hätte mal besser im Chemieunterricht aufpassen sollen, aber der liegt schon über 20 Jahre zurück und hätte womöglich auch gar nicht die ganzen chemischen Zusatzstoffe erläutert, die uns in der heutigen Zeit geradezu überhäufen. Nie zuvor in der Menschheitsgeschichte gab es so viele chemische Stoffe, mit denen der Mensch täglich konfrontiert wird. Experten gehen davon aus, dass jedes Jahr weitere 250.000 neue Substanzen hinzukommen, und ca. 50.000 im täglichen Gebrauch verwendet werden.

Auch unsere Weltmeere, und damit ihre Bewohner, sind vor Schwermetallen nicht sicher. Es ist daher eine traurige Gewissheit, dass mittlerweile viele Fische schwermetallbelastet sind. Dabei ist es insbesondere das so hochgiftige Quecksilber, mit dem sie belastet sind und das sie an uns Menschen weitergeben, wenn wir Fisch verzehren. So gab es bereits 2004 eine Veröffentlichung, aus der hervorging, dass Kinder in Südchina aufgrund ihres intensiven Fischkonsums weitaus mehr mit Quecksilber belastet waren als Kinder ohne Fischernährung. (WONG V; HO M, IP P et. Al. 2004, Environmental mercury exposure in children: South China's Experience, Pediatr. Int. 46 (6): 715 – 721)

Die Quellen für die Schwermetalle können sehr vielfältig sein. Wenn Sie also Ihr Therapeut noch nicht gefragt hat, welchen Beruf Sie ausüben, oder in welcher Umgebung sie wohnen (z. B. in der Nähe von Autobahn, Flughafen, Müllverbrennungsanlage, Krematorium), dann beantworten Sie sich selbst diese Frage und machen sich Gedanken.

Wir alle leben am Rande einer Bleivergiftung, denn innerhalb der letzten 100 Jahre hat der Bleigehalt in unserem Körper um mehr als fünfhundertfach zugenommen. Auch die anderen Belastungen mit Schwermetallen sind dramatisch, wenn man sich die folgenden Daten anschaut:

Der bekannte Biochemiker Dr. John G. Ionescu hat schon vor Jahren darauf hingewiesen, dass sich in Tierexperimenten als auch in der Humanmedizin längst gezeigt hat, dass Umweltgifte wie z. B.

Holzschutzmittel, Autoabgase, Pestizide, Insektizide, Düngemittel, chemische Rückstände und Schwermetall-Ionen aus dem Trinkwasser oder aus Amalgamfüllungen sowie Zusatzstoffe aus der Nahrung wie Konservierungsstoffe, Farbstoffe, Bindemittel, Aromastoffe und Geschmackskorrigenzien, deutliche Abweichungen im zellulären Energiestoffwechsel und in der körperlichen Immunreaktion bis zu einer Blockade hervorrufen können. Daher ist Identifizierung und dementsprechend Abbau und Ausleitung dieser Umweltgifte von entscheidender Bedeutung für die Stoffwechsel und immunologische Entlastung bei chronischen Umwelterkrankungen wie Multiple Chemical Sensitivity (MCS), Chronic Fatigue Syndrom (CFS) und Fibromyalgie. Augrund mangelnder diagnostischtherapeutischer Erfahrungen werden diese Patienten leider nicht selten psychiatrisiert und wandern über Jahre von einer Therapiestätte zur anderen.' (CO`MED 02/05).

Dr. John G. Ionescu ist Gründer und wissenschaftlicher Leiter der Spezialklinik Neukirchen, die von Betroffenen als die führende deutsche Klinik für Umwelterkrankungen gesehen wird.

Bei den chronischen Vergiftungen sind es in den meisten Fällen Schwermetallbelastungen, die es zu therapieren gilt. Es gibt aber auch viele umwelterkrankte Patienten, die durch Pestizide, Holzschutzmittel, Lösungsmittel und andere chemische Substanzen belastet sind.

Schwermetalle wie Quecksilber und Palladium aus Zahnfüllungen, Blei (u. a. aus Trinkwasser aufgrund von Bleirohren in Altbauten), Aluminium (u. a. in Deos), Nickel, Chrom und einige andere lagern sich im Körper ab und können zu vielfältigen gesundheitlichen Problemen führen.

Die Zunahme der vielen Schadstoffe ist eine Entwicklung, die erst seit der Industrialisierung vollzogen wurde und demnach kaum älter als 100 Jahre ist. Man kann davon ausgehen, dass die meisten der Stoffe allerdings weit jünger sind als 40 Jahre.

Und wer meint, dass ein menschlicher Körper innerhalb von so einer kurzen Zeit überhaupt in der Lage ist, seine genetische Ausrichtung dieser chemischen Entwicklung anzupassen, damit er mit dieser Belastung umgehen kann? Gene verändern sich nur äußerst langsam, in der Evolution gelten 10.000 Jahre lediglich als ein Sekundenschlag. Somit sind die meisten dieser neumodischen Schadstoffe für unseren Organismus völlig fremd und können von ihm häufig nicht wieder ausgeschieden werden. Aber dies wird einfach ignoriert, weil Aktienkurse vermutlich wichtiger sind. Ebenso gern wird der Zusammenhang der giftstoffbelasteten Umwelt und den entsprechenden Belastungen des menschlichen Organismus ignoriert.

Dabei liegen diese Zusammenhänge so deutlich auf der Hand. Betrachten wir die Nahrungskette: Gemüse und Obst werden mit Pestiziden und Herbiziden bespritzt. Zwar müssen gesetzliche Vorschriften eingehalten werden, nach denen bestimmte Grenzen der einzelnen Mittel nicht überschritten werden dürfen. Geht es um die Zusammensetzung dieser einzelnen Mittel, existieren entsprechende Grenzen jedoch nicht. Das bedeutet, dass zwar immer nur eine bestimmte Menge eines einzelnen Produktes eingesetzt werden kann, aber die Anzahl der insgesamt verwendeten Pestizide und Herbizide quasi als Cocktail nicht begrenzt ist. Allein diese Tatsache stimmt schon nachdenklich, wird sie jedoch noch dadurch verschärft, dass bisher keine Langzeitstudien bekannt sind, die mögliche Auswirkungen derartiger Cocktails auf den menschlichen Organismus überprüfen.

Sicher können Sie diesem Dilemma ein bisschen aus dem Weg gehen, indem Sie von vornherein Bioprodukte kaufen. Doch auch über Biofelder fliegen Flugzeuge und fällt der Regen. Und die nächste Autobahn ist womöglich auch nicht weit. Zu oft schon habe ich sog. Biofelder gesehen, die in nachdenklich stimmenden Regionen lagen und den Namen ‚Bio' nur aufgrund des Verzichts von Pestiziden und Herbiziden trugen, nicht aber aufgrund der bedenklich anmutenden regionalen Lage.

Schadstoffe umgeben uns heutzutage in einem Umfang, wie es nie zuvor in der Geschichte der Menschheit der Fall war. So entstehen bestimmte ‚moderne' Erkrankungen nicht zufällig, sondern stehen in engem Zusammenhang mit den Belastungen der heutigen industrialisierten Umwelt, die geprägt ist durch Zigarettenqualm, Auto und Industrieabgase, belastetes Trinkwasser, Pestizide, sowie durch Schwermetalle in Gemüse, Fisch und Zahnersatz.

Als Folge nehmen insbesondere chronische Vergiftungen seit einigen Jahren kontinuierlich zu. In der Tat sind Umweltgifte, ob sie nun von Autoabgasen in der Luft, Pestizidrückständen in unseren Lebensmitteln oder Amalgamfüllungen in den Zähnen stammen, in unserem Alltag fast allgegenwärtig. Hinzu kommen noch verschiedenste künstliche Konservierungs- und Farbstoffe oder Holzschutzmittel, die man als durchschnittlicher Verbraucher praktisch nicht mehr vermeiden kann.

Bei dieser Vielfalt von Belastungen ist es kaum verwunderlich, dass es bei immer mehr Menschen zu umweltbedingten gesundheitlichen Beschwerden wie beispielsweise Allergien, Hautausschlägen oder Ekzemen kommt. Aber auch ständige Müdigkeit, Konzentrationsstörungen, Kopfschmerzen und Verdauungsbeschwerden gehören zu den Symptomen, die durch eine vermehrte Ablagerung von Gift und Schlackenstoffen auftreten können.

Schwermetalle und Lösungsmittel als Schadstoffe

Im vorangegangenen Kapitel haben Sie bereits vieles über unsere Umweltbelastungen und deren Einflüsse auf den menschlichen Organismus erfahren. Da bei den schadstoffbedingten Erkrankungen in den meisten Fällen Schwermetalle eine große Rolle spielen, wird dieses Thema in diesem Kapitel ausführlich vorgestellt. Ergänzend erfahren Sie auch wichtige Aspekte bezüglich Lösungsmittel, denn auch sie sind häufig an den umweltbedingten Belastungen beteiligt.

Auch wenn immer wieder über die Verharmlosung von Amalgamfüllungen berichtet wird und zweifelhafte Studien die Ungiftigkeit der Amalgam-Inhaltsstoffe zeigen sollen, so wissen heutzutage doch immer mehr Menschen von der Gefährlichkeit, die von diesem Zahnfüllstoff ausgeht. Allein die Tatsache, dass ein Zahnarzt die von ihm entfernten Amalgamfüllungen aufgrund ihrer Giftigkeit als Sondermüll deklarieren muss, sagt eigentlich schon alles.

Und leider ist es die traurige Wahrheit, dass die Schwermetallbelastungen, mit denen wir heutzutage konfrontiert werden, überwiegend durch Zahnersatzstoffe entstehen. Besonders das Amalgam ist von höchster Toxizität, indem es zu 50% aus Quecksilber besteht und weitere Bestandteile wie Palladium, Blei, Zinn, Silber, Kupfer und Zink enthält. Auch Brücken und Inlays enthalten häufig Anteile dieser krankmachenden Inhaltsstoffe. Insbesondere das Palladium (auch als Spargold bezeichnet) ist ein gefürchteter Bestandteil von Zahnersatz, da er als noch toxischer gilt als das Quecksilber und außerdem auch noch schwieriger auszuleiten ist.

Aber schon das Quecksilber gilt als so gefährlich, dass es immerhin zu den giftigsten Substanzen zählt, die unser Planet überhaupt zur Verfügung hat. Bereits 0,2 bis 1 g Quecksilber im Blut sind tödlich. Da muss die Frage möglich sein, wie es erlaubt sein kann, dass Amalgamträger – finanziert durch die Krankenkassen – häufig ein Vielfaches dieser Menge in ihrem Mund herumtragen dürfen.

Bereits nach nur 12 Stunden nach dem Einsetzen der Amalgamfüllungen ist das Quecksilber in allen Körperorganen angelangt. Und auch vor dem Gehirn macht es nicht Halt, weil es in der Lage ist, die Blut-Hirn-Schranke zu durchdringen. Doch damit nicht genug, denn durch ständigen Abrieb bedingt durch Kaugummikauen, heiße Speisen und Getränke und Zähneknirschen wird der Körper Tag für Tag mit weiteren Quecksilbermengen versorgt.

Der Körper wird somit ständig weiter vergiftet, indem das Gift über den Verdauungstrakt in den Organismus befördert wird. Irgendwann läuft das Fass aufgrund dieser systemischen Vergiftung quasi über mit der Folge, dass chronische Erkrankungen entstehen.

Das Fatale ist, dass das im Körper geparkte Quecksilber ohne Hilfe von außen den Körper kaum noch verlassen kann. Die Halbwertzeit des Quecksilbers ist so erschreckend hoch, dass man davon ausgeht, dass es den Körper zu Lebezeiten nicht mehr verlassen wird.

Auch wer selbst keine Amalgamfüllungen im Mund trägt, ist vor einer Quecksilberbelastung nicht sicher. Denn mittlerweile sind bekanntermaßen viele Nahrungsmittel und insbesondere Fischbestände ebenfalls quecksilberbelastet, so dass man seine Ernährungsgewohnheiten überdenken sollte.

Sie meinen, Sie sind trotzdem noch auf der sicheren Seite und haben keine Quecksilberbelastung? Oder Sie wundern sich, dass Sie Quecksilber im Körper haben und können sich nicht erklären, woher dieses kommen soll?

Nun, vielleicht haben Sie es bereits von Ihrer Mutter ‚geerbt'. Leider ist Quecksilber plazentagängig, so dass bei einer amalgamtragenden Mutter das Quecksilber auf das ungeborene Kind übergehen kann. Lesen Sie hierzu das Kapitel ‚Schwermetalle und Schwangerschaft'.

Aber was ist es nun, was das Quecksilber so gefährlich macht?

Die Wirkung von Quecksilber ist so vielfältig und erschreckend, dass man sich manchmal fragen muss, wie der Körper mit den deponierten Mengen überhaupt noch zurecht kommen kann. Grundsätzlich ist Quecksilber ein Nervengift. Aber es führt auch zu einer Schwächung des Immunsystems, zu einer Blockade der Enzyme, einer Schädigung des Erbguts (DNA) und verstärkten Bildung freier Radikale. Außerdem gilt es als (Mit-) Verursacher diverser psychischer Beschwerden einschließlich Depressionen und ist darüber hinaus häufig an verschiedensten chronischen Erkrankungen beteiligt.

Oftmals sind es zunächst eher banale Befindlichkeitsstörungen, die als erste Reaktionen der chronischen Vergiftung auftreten. Es fängt eventuell mit kleinen Hautekzemen an, dann fallen mehr Haare aus als nötig, und die Akne im Gesicht wird auch immer schlimmer, obwohl das Teeniealter schon seit 20 Jahren zurückliegt. Oder wie oft haben Sie Kopfschmerzen oder gar Migräne und kennen einfach die Ursache nicht? Vielleicht sind Sie auch ständig müde, erschöpft, leiden unter Vergesslichkeit oder Depressionen? Die Liste der möglichen Beschwerden, die aufgrund einer chronischen Intoxikation auftreten können, ist fast unendlich.

Dabei ist es immer wieder erstaunlich, wie sich nach der Amalgamentfernung und einer umfangreichen Entgiftungstherapie viele Symptome verbessern oder sogar gänzlich verschwinden.

Ich bin dafür ein gutes Beispiel, denn nur 3 Monate, nachdem die Amalgamfüllungen entfernt waren und Entgiftungstherapien durchgeführt wurden, verschwanden meine lebensbedrohlichen Depressionen auf Nimmerwiedersehen. Sie sind seit 1999 nicht mehr zurückgekommen. Schauen Sie selbst auf den Kalender, wie viele Jahre das mittlerweile her ist. Wenn Sie dieses Thema weiter interessiert, lesen Sie mein Buch ‚Depressionen erfolgreich behandeln – wie Sie in nur 3 Monaten Ihre Depressionen ohne Psychotherapie und Psychopharmaka los werden können!' (www.Depressionen-ade.net).

Aufgrund meiner Erfahrung kann ich daher nur jedem dringend raten, sich bei einer unerklärlichen Krankheit, die sich möglicherweise als therapieresistent zeigt oder deren Ursache einfach nicht gefunden wird, aber auch bei chronischen Erkrankungen, eine Untersuchung auf Schwermetalle hin vornehmen zu lassen.

Dabei möchte ich nicht vergessen, darauf hinzuweisen, dass es außer der

Zahnfüllstoffe noch diverse weitere Quellen gibt, um mit Schwermetallen belastet zu werden. Wie bereits erwähnt, sind heutzutage viele Nahrungsmittel aufgrund der zunehmenden Umweltverschmutzung mit Schwermetallen wie Quecksilber, Cadmium und Blei kontaminiert.

Neben den Schwermetallen gibt es leider noch viele weitere schädliche Substanzen, die unsere Gesundheit stark beeinträchtigen können. Vor einigen Jahren entdeckte man, dass Asbest hochgiftig und krebserzeugend wirkt. Ähnliche Entdeckungen machte man in den 1970er und 1980er Jahren mit den krankmachenden Holzschutzmitteln und bleihaltigen Farben.

Aber auch heute sind weiterhin viele Substanzen in unserem Wohnumfeld anzutreffen, die nachweislich schädlich für den menschlichen Organismus sein können. Hierzu gehören insbesondere Lösungsmittel, die uns tagtäglich umgeben und in Lacken und Farben sowie in Benzindämpfen in Form von Benzol, als Formaldehyd oder Phenol enthalten sind.

Sie meinen, dass Sie damit gar keinen Kontakt haben, weil Sie ja weder Anstreicher noch Tankwart sind? Leider wiegen Sie sich da zu sehr auf der sicheren Seite. Denn diese Lösungsmittel umgeben uns im ganz normalen Alltag.

Allein das Formaldehyd verbirgt sich in so vielen alltäglichen Dingen, wie man es nie vermuten würde: Es fängt bei Filzstiften an, geht über Putzmittel, Plüschtiere, Lacke, Kleber, neue Kleidung bis hin zu den bekannten formaldehydbelasteten Spanplatten und Möbeln. Phenol begegnet uns bei Lösungsmitteln, Klebstoffen, Reinigungsmitteln und in Farben. Dioxine entstehen durch das Verbrennen von Kunststoffen.

Dies ist nur eine kleine Auswahl der vielen Lösungsmittel, die unseren Alltag eigentlich erleichtern sollen, aber krankmachende Zeitbomben sind. Die Auswirkungen auf die Gesundheit sind sehr unterschiedlich und beginnen bei Leber und Nierenschäden, gehen über Erbschäden und Leukämie und können bis zu verschiedenen Tumorerkrankungen reichen.

Warum Entgiftung?

Entgiftung ist in der Naturheilkunde nichts anderes als die Entfernung von Schad- und Schlackenstoffen aus dem Körper. Um Verwechslungen zu vermeiden, sei hier auch auf die Verwendung des Begriffs ‚Entgiftung' hingewiesen, wie sie die Schulmedizin vornimmt. Wenn sie nämlich von Entgiftung spricht, ist neben der Dialyse meistens die Entgiftung in Zusammenhang mit Suchtmitteln wie Alkohol, Drogen und Medikamenten gemeint.

Der menschliche Organismus verfügt über ein umfangreiches ausgeklügeltes Entgiftungskonzept, das hauptsächlich aus Leber, Nieren, Darm und der Haut besteht. Bevor Sie im weiteren Verlauf dieses Buches erfahren, wie Sie Ihren Körper entgiften können, sollten Sie einige grundlegende Aspekte darüber erfahren, wie sich Ihr Körper selbst reinigt.

In der Naturheilkunde sind Therapien ohne die Einbeziehung einer ganzheitlichen Entgiftung kaum noch anzutreffen. Denn längst hat man hier erkannt, dass alle anderen Therapien erst richtig greifen können, wenn der Körper von Schadstoffen befreit ist.

Ein gesunder Organismus ist in der Lage, sich von belastenden Schadstoffen selbst zu befreien. Doch wer ist in der heutigen Zeit tatsächlich noch in der glücklichen Lage, dieses von sich behaupten zu können? Immer jünger sind die Menschen, die bereits von schweren und chronischen Erkrankungen eingeholt werden. Solange der Körper kann, versucht er zu kompensieren, wo es geht. Doch meist ist es dann nur eine Frage der Zeit, dass die Entgiftung ins Stocken gerät und der Mensch als Konsequenz hieraus krank wird.

So ist bei vielen Menschen der Körper nicht mehr in der Lage, sich selbst zu regulieren und die ihm zugeführten Schadstoffe auszuleiten. Je eingeschränkter die Selbstregulation schließlich ist, desto mehr ist es erforderlich, die Ausleitung und somit die Entgiftung zu unterstützen.

Entgiftung kann sich sehr positiv auf Ihre Gesundheit auswirken. Allerdings ist es wichtig, die Entgiftung vorsichtig zu beginnen, um unerwünschte körperliche Reaktionen zu vermeiden.

Wir werden permanent mit Tausenden Giftstoffen und Chemikalien konfrontiert, ohne dass uns dies überhaupt bewusst ist. Egal, ob am

Arbeitsplatz, zu hause oder sogar im Freien – ständig atmen wir belastete Luft ein, essen schadstoffhaltige Lebensmittel und trinken Wasser, das nur auf den ersten Blick zu den gesündesten Lebensmitteln gehört.

Darüber hinaus enthält unsere Ernährung so viele chemische Zusatzstoffe, Unmengen Zucker und viele ungesättigte Fette wie niemals zuvor. Ergänzt wird diese belastende Ernährungsweise häufig durch Übergewicht, Rauchen, Koffein und Alkohol, sowie Medikamente und Drogen in jungen Jahren.

Forschungen haben immer wieder gezeigt, dass auch ein vormals gesunder und ausreichend entgiftender Organismus aufgrund derartiger Belastungen irgendwann in seiner Entgiftungskapazität zusammenbricht. Die Leber ist ein geduldiges Organ, aber irgendwann sind auch ihre Grenzen erreicht.

Ist der Körper irgendwann mit der Entgiftung überfordert und kann die ihn belastenden Giftstoffe nicht mehr beseitigen, kommt es zu Ablagerungen in verschiedensten Körperregionen. Meist erfolgt dies zuerst an der Stelle, die den individuellen Schwachpunkt darstellt.

Dabei sammeln sich die Giftstoffe in den Zellen, im Blut und besonders in den Fettzellen. Besonders häufig ist dann die Leber überlastet, aber auch der Darmtrakt gerät aus dem Gleichgewicht.

Um Ihnen keine Illusionen zu machen: Eine Entgiftung ist keine Sache von wenigen Wochen. Ist man von einer schweren chronischen Schwermetallvergiftung betroffen, so sind zwar auch nach kurzer Zeit oft schon Fortschritte festzustellen, aber dennoch ist in diesen Fällen eine Entgiftung oft eine Lebensaufgabe.

Dies hängt damit zusammen, dass bei diesen schweren Fällen die genetische Entgiftungskapazität nur unzureichend ausgestattet ist.

Besonders häufig betrifft dies Personen, die die Stoffwechselstörung Pyrrolurie (auch als HPU oder Kryptopyrrolurie bezeichnet) geerbt haben. Bei diesen Patienten weiß man, dass sie aufgrund eines Gen-Defekts nicht über das sog. Enzym P450 verfügen und somit nur unzureichend entgiften können. Für diese Personen ist es lebensnotwendig, regelmäßig zu entgiften.

Umweltbedingte Erkrankungen und Schwermetalle

Die gesundheitliche Schädigung vieler Menschen durch krankmachende Umweltgifte nimmt seit etwa 20 Jahren immer größere Ausmaße an. Dabei wird seitens der Politiker und Ärzte die Thematik am liebsten noch immer bagatellisiert. Folgen dieser Ignoranz und Unkenntnis sind falsche Diagnosen mit unpassenden Therapien (häufig psychischen Verlegenheitsdiagnosen) und chronisch erkrankte Menschen, die meistens zwangsläufig als Hartz 4 Empfänger oder ‚Frührentner' enden.

Die Vorwürfe, mit denen umweltbelastete Patienten immer wieder seitens ihres Umfeldes und auch leider vieler Ärzte konfrontiert werden, machen die Situation der Betroffenen nicht leichter. Wer lebt schon gerne mit einem unberechtigt aufgedrückten Stempel, er sei ein Hypochonder, Neurotiker oder Simulant, nur weil die konventionelle Medizin nicht in der Lage oder willens ist, die tatsächliche Krankheitsursache in Form von chronischen Vergiftungen anzuerkennen.

Die Vielzahl der umweltbedingten Symptome macht die Diagnose nicht gerade leicht, doch gibt es mittlerweile sehr erfahrene Mediziner, die bei einer Diagnostik immer auch den Aspekt von möglichen Schadstoffbelastungen berücksichtigen. Da schon durch einen einzigen Giftstoff über 100 verschiedene Beschwerden auftreten können, sind viele Ärzte allerdings schnell irritiert.

Zu den mittlerweile bekannten Umwelterkrankungen gehören MCS (Multiple Chemische Sensibilität), CFS (Chronisches Müdigkeitssyndrom) und Fibromyalgie. Bei allen Personen dieser drei Patientengruppen ist die chronische Müdigkeit und Erschöpfung als auffallendes gemeinsames Leitsymptom anzutreffen.

Bei umwelterkrankten Personen ist der Körper nicht in der Lage, die durch Nahrungsmittel, Luft, Autoabgase, Wohngifte etc. aufgenommenen Schadstoffe zu neutralisieren und auszuscheiden. Sehr häufig ist dies darauf zurückzuführen, dass eine eingeschränkte Funktion der Entgiftungsenzyme der ersten oder zweiten Detoxphase vorliegt. Diese Entgiftungsstörung wird häufig als genetisch bedingt gesehen.

Als Folge der Entgiftungsschwäche verbleiben die Schadstoffe im Körper und lagern sich in Binde- und Fettgewebe, in der Leber, den Nieren und im Nervensystem ab. Hier zeigt sich häufig ein sehr enger Zusammenhang zwischen dem Leaky Gut Syndrom (durchlässiger Darm) und der Giftstoffexposition.

Neben den mittlerweile als Umwelterkrankungen bezeichneten o. g. Krankheiten wird von Umweltmedizinern häufig auch bei anderen Erkrankungen ein Einfluss durch Giftstoffe gesehen. So gibt es viele dokumentierte Fälle, bei denen durch eine Entgiftung des Körpers eine deutliche gesundheitliche Besserung erzielt werden konnte. Um nur die wichtigsten zu nennen: MS (Multiple Sklerose), Rheuma, Migräne, Reizdarm, Morbus Crohn, Colitis Ulcerosa, Trigeminus Neuralgie, Tumorerkrankungen und Depressionen.

Schon diese kurze Liste erweckt den Anschein, als könnten Schwermetalle und andere Giftstoffe bei vielen weit verbreiteten Zivilisationserkrankungen eine wesentliche Ursache spielen. Erfahrungen von Betroffenen und Umweltmedizinern sprechen jedenfalls eine deutliche Sprache.

Die Therapie von Umwelterkrankungen besteht hauptsächlich aus der Vermeidung, Entfernung und Ausleitung der schädigenden Umwelteinflüssen. Werden die betroffenen Patienten erfolgreich entgiftet, die Gefahrenquellen konsequent gemieden und erfolgt eine Darmsanierung einschließlich des Leaky Gut Syndroms, kommt es meistens zu ganz erstaunlichen Verbesserungen der Beschwerden.

MCS (Multiple Chemische Sensibilität)
MCS ist eine schwere organische Erkrankung mit der Folge einer erheblichen Leistungsminderung. Sie gilt laut Robert Koch Institut als eine Krankheit, bei der die Lebensqualität noch schlechter einzustufen ist als bei Krebserkrankungen.

Die vielfältig auftretenden chronischen Symptome werden durch Umwelteinflüsse ausgelöst, bei denen Schwermetalle meistens eine große Rolle spielen. Die Beschwerden treten als organisch bedingte Überempfindlichkeit gegenüber Umweltsubstanzen auf, die der Körper vor Beginn der Erkrankung vertragen hat.

Die auftretenden Symptome sind durch keine bekannte körperliche oder psychische Störung erklärbar, sondern werden laut Umweltmedizinern eindeutig durch Umweltgifte ausgelöst. Die bisher bekanntesten unverträglichen Umweltschadstoffe bestehen aus Schwermetallen wie beispielsweise Quecksilber, Palladium, Chrom, Nickel, Zinn, Blei und Cadmium, aber auch aus Pestiziden, Herbiziden, Wohngiften wie Holzschutzmittel, Teppichkleber, Baumaterialien, Schimmelpilze und vielen mehr. Im Umgang mit Chemikalien tritt MCS gehäuft auf.

Durch die vielfältigen Symptome wird die Lebensqualität der Betroffenen sehr stark eingeschränkt. Denn oft führen bereits alltägliche Belastungen mit unverträglichen Stoffen zu schwerwiegenden Symptomen. Dabei kann schon das Parfüm oder Rasierwasser einer gegenüber stehenden Person Atemnot, Depressionen oder andere Beschwerden auslösen. Gleiches passiert auch bei Desinfektionsmitteln in Arztpraxen und öffentlichen Gebäuden, bei Abgasen, beim Verzehr schadstoffbelasteter Lebensmittel, bei Schimmelpilzen in der Luft und vielem mehr.

Für gesunde Menschen stellen diese Belastungen gar kein Problem dar, aber für MCS-Patienten bedeuten sie oft eine dramatische Einschränkung ihrer Lebensqualität.

Besonders häufig sind bei entgiftungsschwachen Patienten Quecksilber-Ablagerungen festzustellen, die meistens in Zusammenhang mit Amalgamfüllungen stehen. Aber auch Schwermetalle wie Palladium (aus Zahnersatz, Autoabgasen), Blei (aus Gemüse, Trinkwasser), Cadmium (aus Nüssen), Nickel und diverse andere Giftstoffe sind bei Menschen anzutreffen, die nur unzureichend mit Entgiftungsenzymen ausgestattet sind.

Viele Betroffene leiden unter kombinierten Schadstoffeinflüssen, die sich gegenseitig potenzieren. So sind Kombinationen aus mehreren Metallen (z. B. Quecksilber plus Palladium und Blei) keine Seltenheit. Schwermetallbelastungen treten oft in Kombination mit chronischen Infekten auf wie Herpesviren, Borrelien und Epstein-Bar-Viren. Als Folge entsteht eine erhöhte Produktion von Freien Radikalen und Redox-Verschiebungen. Die Schwermetalle führen zu einer extremen Schwächung des Immunsystems und einer gravierenden Störung der Darmflora, die dann meistens mit einer Candida-Besiedelung einhergeht. Denn der Organismus setzt diesen lästigen Hefepilz ein, um den Körper vor anderen Schwermetallschädigungen zu schützen.

Durch die gestörte Darmflora in Kombination mit dem Candida und Schwermetallen ist die Basis für das sog. Leaky Gut Syndrom (durchlässiger Darm) gelegt. Die amerikanische Ärztin Jean Munroe hat in ihrer Praxis festgestellt, dass 70 Prozent ihrer Patienten mit einer Multiplen Chemischen Sensibilität einen durchlässigen Darm haben.

In den USA ist MCS schon bis Ende der 80er Jahre intensiv erforscht worden. Mehrfach wurden dort universitäre Studien durchgeführt, unter anderem auch die sog. Golfkriegs-Veteranen-Studie. Denn es ist bekannt, dass gerade aus dem Golfkrieg zahlreiche Soldaten mit einer MCS nach Hause zurückkehrten.

In Deutschland werden die Erfahrungen und Erkenntnisse, die auf amerikanischer Seite vorliegen, nicht berücksichtigt. Dies führt zu einer erschwerten Akzeptanz und fehlenden adäquaten Therapie dieser Erkrankung.

Fibromyalgie
Wie bereits erwähnt, gehört die Fibromyalgie nach Meinung von Toxikologen zu den Umwelterkrankungen.

Meistens tritt die Fibromyalgie erst im Erwachsenenalter auf und betrifft häufig Frauen im mittleren Lebensalter. Dabei gilt bei dieser Erkrankung: Je frühzeitiger sie festgestellt wird, desto besser sind die Erfolgsaussichten auf Symptomverbesserung.

Bei Fibromyalgie wird häufig Quecksilber als eine der Hauptquellen der belastenden Schadstoffe gesehen. Man vermutet, dass sich Quecksilber in Muskelgewebsschichten, Sehnenansätzen und den Stellen, an denen der Muskel mit Nerven verbunden ist, ablagert.

Der in diesem Buch mehrfach zitierte Dr. med. Dietrich Klinghardt konnte durch eine intensive Quecksilberentgiftung alle von ihm betreuten Fibromyalgie-Patienten (seinerzeit über 1.000) innerhalb von nur 4 Monaten vollständig heilen. Und was sind schon 4 Monate im Vergleich von vielen Jahren Leidensweg, den viele Fibromyalgie-Patienten bereits hinter sich haben?

Chronische Müdigkeit
Müdigkeit tritt besonders häufig bei chronischen Vergiftungen auf. In einigen Fällen ist sie es, die den Verdacht auf eine Umwelterkrankung

lenkt. Denn wer bis vor einiger Zeit noch voller Energie steckte, einen langen Arbeitstag mit Leichtigkeit bewältigen konnte, möglicherweise auch noch Haushalt und Kinder mit dem Beruf in Einklang bringen musste, der wundert sich irgendwann, wenn schon direkt nach dem Aufstehen quasi nichts mehr geht.

Die Müdigkeit fühlt sich dabei an wie ‚Watte im Kopf' und kann zu einer unvorstellbaren Qual werden. Auch rechtzeitiges Zubettgehen, Durchschlafen, kein Stress und eventuell ein erholsamer Urlaub verändern nichts an der Situation, dass man morgens beim Aufstehen am liebsten schon direkt wieder zurück ins Bett gehen würde. Dabei wird das Aufstehen selbst zu einer großen Qual, und erst nach mehrmaligem Wecken durch den Partner, oder mehrere Wecker, ist man in der Lage, überhaupt das Bett zu verlassen.

Schafft man es schließlich doch, im Laufe des Vormittags aus dem Bett auszusteigen, landet man mittags schon wieder in der ‚Horizontalen', um auf der Couch ein Mittagsschläfchen zu halten. Anschließend schleppt man sich durch den restlichen Tag, bis man abends vor dem Fernseher wieder weiterschlafen kann. Ein erfülltes Leben mit einem spannenden Beruf, einem intakten Familienleben und netten Freizeitaktivitäten sieht sicherlich anders aus.

Wenn sich dieses permanente Erschöpftsein auch mit verschiedensten Aufputschmitteln nicht beseitigen lässt, sucht man schließlich endlich einen Arzt auf. Und dann ist schon ein bisschen Glück erforderlich, dass dieser auch beim Fehlen labortechnischer Auffälligkeiten eine Belastung mit Umweltschadstoffen in Betracht zieht.

Bei einer unerklärlichen chronischen Müdigkeit und Erschöpfung sollte neben Schadstoffen auch eine intensive Suche nach Virusinfektionen oder anderen Erregern unternommen werden. In Betracht kommen hier insbesondere der Epstein-Bar-Virus (EBV), Herpes und Chlamydien. Auch eine chronische Infektion mit dem Hefepilz Candida kann zu einer lähmenden Müdigkeit – besonders nach kohlenhydratreichen Mahlzeiten – führen. Zum Thema Candida lesen Sie weitere Informationen in dem Buch ‚Neue Energie ohne Candida', erhältlich bei www.Leben-Ohne-Candida.de .

Pyrrolurie – (HPU, Kryptopyrrolurie)
Die Stoffwechselstörung Pyrrolurie wird auch als Kryptopyrrolurie, HPU oder Malvaria bezeichnet und ist eine genetisch bedingte enzymatische Störung im Hämoglobin-Stoffwechsel.

Pyrrolurie-Experten gehen davon aus, dass ca. 10% der Bevölkerung von dieser vererbbaren Störung betroffen sind und Personen mit Umwelterkrankungen immer eine Pyrrolurie aufweisen. Denn die Pyrrolurie bildet die Basis für die eklatante Entgiftungsschwäche, an der die Umweltpatienten leiden.

So ist es bei Umwelterkrankungen eigentlich immer ratsam, auch die Pyrrolurie abzuklären. Hierzu gibt es einen einfachen Urintest, der in nur sehr wenigen spezialisierten Laboren angeboten wird. Die Kosten (ca. 30,-- Euro) für diesen Test übernehmen die Krankenkassen nicht.

Über den Urin der Pyrrolurie-Betroffenen werden Pyrrole ausgeschieden und dem Körper damit Zink und B6 entzogen. Dies führt zu einem eklatanten chronischen Mangel an Zink und B6, der auch über eine gezielte Ernährung nicht kompensiert werden kann. Die einzige wirksame Therapie besteht darin, lebenslänglich diese Substanzen in Form von speziellen Pyrrolurie-Präparaten (z. B. Pyridoxal5phosphat, die aktive Form von Vitamin B6) zu ergänzen, denn sie sind lebenswichtige Co-Faktoren für über 200 Enzyme. Fehlen dem Organismus diese wichtigen Nährstoffe, kommt es zu zahlreichen Störungen im Stoffwechsel und bei enzymbedingten Abläufen.

Die dadurch auftretenden körperlichen Symptome sind sehr vielfältig und reichen von ADHS, psychischen Störungen, Burn-Out-Syndrom, Chronischem Müdigkeitssyndrom, Nahrungsmittelintoleranzen, Lern- und Konzentrationsschwierigkeiten, fehlender Traumerinnerung bis zur Antriebslosigkeit. Allesamt Symptome, die auch die meisten Umweltpatienten kennen.

Da eine Pyrrolurie selten erkannt wird, laufen auch diese Betroffenen häufig jahrelang von einem Therapeuten zum nächsten, um die Ursache ihrer vielschichtigen gesundheitlichen Beschwerden herauszufinden.

Erbliche Begünstigung einer chronischen Vergiftung

Bei Personen mit einer chronischen Vergiftung rückt immer mehr die genetische Disposition der Entgiftungskapazitäten in den Fokus. Dabei geht es um eine verminderte Entgiftungskapazität der Leber, die genetisch bedingt ist. Durch eine reduzierte Enzym-Aktivität der sog. Cytochrom P450 sind die betroffenen Patienten nicht in der Lage, die im Körper aufgenommenen Schadstoffe ausreichend zu entgiften.

Auch im Zusammenhang mit der Detoxifizierung kanzerogener Substanzen werden die Cytochrom P450 Enzyme immer öfter in Verbindung gebracht. Das P450-Enzym wird auch als das Entgiftungsenzym bezeichnet, weil es im Entgiftungsstoffwechsel eine so zentrale Rolle spielt. Personen mit der erblich bedingten Stoffwechselstörung ‚Pyrrolurie' bzw. ‚HPU' weisen nach bisherigen Erkenntnissen grundsätzlich einen Defekt des P450-Enzyms auf. Lesen Sie hierzu den Artikel ‚Pyrrolurie' im Kapitel ‚Umweltbedingte Erkrankungen und Schwermetalle'.

Neben dem P450-Enzym-Defekt führt auch ein vermindertes Vorhandensein der Glutathion-S-Transferasen zu einer unzureichenden Entgiftungskapazität des Körpers. Dabei kann die Glutathion-S-Transferase entweder herabgesetzt sein oder sogar komplett fehlen. Liegt also eine genetisch bedingte Einschränkung der Entgiftung vor, können durch Schwermetalle, chemische Schadstoffe sowie Infektionen wie beispielsweise Borrelien oder den Epstein-Bar-Virus (EBV) die Entgiftungsmechanismen des Körpers völlig überfordert werden.

Personen, bei denen genetisch bedingt eine Entgiftungsschwäche vorliegt, müssen stetig dafür sorgen, dass der Körper von belastenden Schadstoffen befreit wird. Denn nur so kann der Körper seinen Stoffwechsel optimal regulieren, um chronische Erkrankungen zu vermeiden.

Schwermetalle in Verbindung mit chronischen Infektionen und Tumorerkrankungen

Schwermetalle spielen bei vielen Krankheiten eine große Rolle. Geht es nach Dr. med. Dietrich Klinghardt, so steht jede chronische Erkrankung mit Schwermetallen in Verbindung.

So sagte er bereits 2001 und 2003 während seiner bekannten Vorträge in Zürich: ‚Könnten Schwermetalle bei meiner Multiplen Sklerose oder bei meinem Morbus Crohn eine Rolle spielen? Die Frage wurde beantwortet: Schwermetalle spielen bei allen chronischen Erkrankungen eine Rolle, z. B. bei chronischem Morbus Crohn, chronischen Rückenschmerzen, lymphatischer Leukämie etc. Vergesst nie, dass die Schwermetall-Vergiftungen in unserem Körper zu chronischen Infektionen führen, dazu gehören auch Pilze, Bakterien, Mykoplasmen und Viren. Der größte Fehler, der gemacht wird in der Medizin, ist dann, wenn die Infektion behandelt wird, ohne das Milieu zu verändern durch die Entfernung der Schwermetalle.'

Dr. Dietrich Klinghardt gehört zu den bekanntesten Umweltmedizinern weltweit. Er war einer der Pioniere auf diesem Gebiet und verfügt über ein umfangreiches Spezialwissen, das von den Betroffenen sehr geschätzt wird. In seinen o. g. Zitaten während seiner Züricher Vorträge bringt er einige der wichtigsten Aspekte der Schwermetallvergiftungen auf den Punkt.

Nachfolgend erhalten Sie umfangreiche Informationen über die Zusammenhänge von Erregern und Pilzen zu Schwermetallen. Denn für eine erfolgreiche Entgiftung gehört das Einbeziehen dieser Aspekte unbedingt in das gesamte Behandlungsschema.

Man vermutet, dass die Krankheitsentstehung aufgrund von Schwermetallen darauf zurückzuführen ist, dass sich nicht nur freie Radikale bilden, sondern auch Stickstoffradikale entstehen. Resultierend aus den Stickoxiden wird das hochtoxische Peroxinitrit gebildet, was zu einer Schädigung der Mitochondrien führen kann. Je nach individueller Konstitution entstehen somit durch die Schwermetalle Gewebs- und Gefäßschädigungen mit der Folge, dass ein oder mehrere Organe erkranken.

Zu den häufigsten Erkrankungen bedingt durch Intoxikationen zählen Herz-Kreislauf-Krankheiten, neurodegenerative Krankheiten, Tumorerkrankungen, Hauterkrankungen wie Neurodermitis und Schuppenflechte, Arthrose, sowie Alzheimer und Parkinson.

Tatsache ist, dass der Zusammenhang von Schwermetallen und Krankheiten durch viele Studien belegt ist, wenngleich dies in der Öffentlichkeit nicht so bekannt ist. Trotz dieser bereits seit vielen Jahren vorliegenden Erkenntnisse wird die Auswirkung der Schwermetalle auf die Gesundheit immer noch viel zu wenig berücksichtigt und von verschiedenen Seiten nicht nur ignoriert, sondern auch dementiert.

Wer wie ich selbst von einer schweren chronischen Schwermetallvergiftung betroffen ist, kann jedoch nicht einfach über diese Ignoranz hinweggehen. Denn nicht nur meine eigene Gesundheit wurde durch die regelmäßigen Ausleitungen gravierend verbessert (mir wurde dadurch immerhin mein Leben gerettet!), sondern ich habe im Laufe der vielen Jahre sehr viele weitere Betroffene kennen gelernt.

Sie waren von den unterschiedlichsten Krankheiten betroffen, angefangen bei Fibromyalgie über Depressionen, Chronische Müdigkeit, Neurodermitis, Schuppenflechte, Reizdarm, Gelenkerkrankungen, Morbus Crohn, Migräne, Tumorerkrankungen, Multiple Sklerose, Allergien, Bluthochdruck, Trigeminusneuralgie bis hin zu massiven Nahrungsmittel-Unverträglichkeiten.

In den meisten Fällen waren diese mir bekannten Personen durch reinen Zufall auf die Ursache ihrer Erkrankungen gestoßen und konnten häufig beeindruckende gesundheitliche Verbesserungen erfahren, sobald die Schwermetalle und/oder andere belastende Schadstoffe aus dem Körper ausgeleitet wurden.

Anstatt durch den Hausarzt oder Facharzt auf die Ursache aufmerksam zu werden, war es oft ihrem eigenen Suchen zu verdanken, dass sie auf das Thema Schwermetalle gestoßen waren. Aber auch durch Heilpraktiker und andere Betroffene wurden sie auf eine mögliche chronische Vergiftung als Krankheitsursache aufmerksam.

Ich vergesse niemals eine Aussage einer sehr bekannten deutschen Ärztin, die sich seit vielen Jahrzehnten vehement für die Naturheilkunde einsetzt. Sie teilte mir bereits vor 10 Jahren mit, dass in ihrer Praxis grundsätzlich alle Patienten zunächst auf eine Schwermetall-Intoxikation hin untersucht würden, bevor sie überhaupt weitere Untersuchungen durchführe. Es ist unendlich bedauerlich, dass dies nicht Alltag in allen Arztpraxen ist. Denn das könnte viel Leid und Geld ersparen.

Chronische Vergiftungen treten oft in Kombination mit chronischen Infektionen auf. Neben Chlamydien, Candida und dem Epstein Bar Virus (EBV) sind dies häufig Borrelien. Und Erfahrungen umweltmedizinisch ausgerichteter Therapeuten zeigen immer wieder, dass sich diese chronischen Infektionen nur dann tatsächlich erfolgreich therapieren lassen, wenn die chronische Vergiftung behandelt wird.

Schwermetalle als Ursache von Candida
Eine Candida-Infektion ist keine neue Modeerscheinung, wie es die Schulmedizin gerne immer mal wieder darstellt und leider allzu oft bagatellisiert. Sie ist vielmehr eine Erkrankung mit vielen Gesichtern, so dass man auch sagen kann, sie ist eine Erkrankung wie ein Chamäleon. Obwohl sich die Symptome bei jedem Menschen anders äußern, haben fast alle Betroffenen eines gemeinsam: Sie leiden unter einer extremen Energieeinschränkung – und sie wissen nicht, warum. Genau dieses Beschwerdebild wird allerdings auch durch die Schwermetalle ausgelöst, so dass man beim Vorhandensein von Schwermetallen als auch vom Candida meist gar nicht sagen kann, wer dieser beiden Mitbewohner nun für die Symptome verantwortlich ist und wer eigentlich zuerst da war.

Der Candida ist, wie die Schwermetalle auch, in erster Linie ein Krafträuber. Er nimmt Lebensenergie, führt sehr oft zu Müdigkeitsattacken, Müdigkeit nach bestimmten Mahlzeiten, Erschöpfung und sehr häufig auch zu chronischen Verdauungsproblemen wie Blähungen, Durchfall und Verstopfung.

Und auch das ist bei Schwermetallen und beim Candida identisch: Betroffene laufen oft viele Jahre lang von einem Therapeuten zum nächsten, ohne dass die Ursache für die Kraftlosigkeit und vielen diffusen Symptome gefunden wird. Meist sind es Zufälle, die dann zur Diagnose führen und nach einem jahrelangen Leben wie in einem Tunnel wieder Licht am Ende der Strecke aufzeigen.

Aber warum schafft es der Candida, die Energie von seinem Wirt abzugreifen? Hierfür liegen mehrere Gründe vor.

Da sind zunächst die Nahrungsmittel, die der Pilz für sich verwertet, anstatt die Nährstoffe seinem Wirt zu überlassen. Da der Candida im Darm sitzt, kann er die für ihn relevanten Nährstoffe aus der Nahrung abgreifen, noch bevor sie vom Darm assimiliert werden, um den Organismus zu versorgen.

Besonders nach sehr zuckerhaltigen Mahlzeiten sowie Alkohol und Weizenprodukten tritt eine extreme Müdigkeit ein. Da sich der Candida hauptsächlich von diesen Nahrungsmitteln ernährt, greift er gerade nach einer derartigen Mahlzeit die für ihn lebenswichtigen Nährstoffe ab und nutzt diese ideale Plattform, um sich explosionsartig zu vermehren.

Hat man eine Hefepilzinfektion, so kann man sie oft genau anhand dieser Körperreaktion erkennen. Diese extreme Müdigkeit nach einer pilzfreundlichen Mahlzeit ist so intensiv und ausgeprägt, dass sie nichts mehr mit einem kleinen Mittagstief gemeinsam hat. Man ist wie erschlagen, kann kaum noch geradeaus denken und der Kopf fühlt sich an, wie in Watte gepackt. Dabei werden die Augen schwer, man kann sich nicht mehr konzentrieren und die Erledigung von einfachsten Dingen wird zur großen Herausforderung.

Da hilft auch kein Urlaub, kein anderer Job, weniger Arbeit oder ein Spaziergang nach dem Essen. Solange der Candida sein Unwesen treibt, ist nicht mit einer Änderung zu rechnen. Der Kampf wird täglich aufs Neue geführt, Stunden, in denen man wie zerschlagen ist und vor lauter Kraftlosigkeit nicht weiß, wie man den Alltag bewältigen soll. Der Leidensdruck, den die Müdigkeit und Kraftlosigkeit aufgrund einer Candida-Infektion ausübt, kann bei einigen Betroffenen sehr ernste Ausmaße annehmen. Besonders Personen, bei denen der Pilz bis zu einer chronischen Müdigkeit (CFS) führt, sind aufgrund ihrer extremen Kraftlosigkeit in der Regel nicht mehr arbeitsfähig.

Die durch den Candida entstehenden Mykotoxine führen dazu, dass starke Stimmungsschwankungen in Verbindungen mit Depressionen auftreten können. Als weitere Folgen des Candida wird die Entstehung und Weiterentwicklung des Leaky Gut Syndroms (durchlässiger Darm) gesehen, sowie das Auftreten von Nahrungsmittelintoleranzen.

Die beste Therapie wird nicht greifen, wenn sie am Thema vorbei läuft. Das heißt, wenn der Candida nicht entsprechend behandelt wird, bleibt alles andere ein Kampf gegen Windmühlen. Doch für einen dauerhaften

Therapieerfolg ist es unerlässlich, die tatsächliche Ursache für den Candida herauszufinden. Dies gilt ganz besonders für die hartnäckigen Fälle, bei denen trotz mannigfacher Antipilzdiäten und Präparaten der Candida ruckzuck wieder vor der Türe steht.

Es gibt viele Ursachen für das Entstehen des Candida wie u. a. die Einnahme von Antibiotika oder Cortison. Aber dass die Ursache häufig in dem Vorhandensein von Schwermetallen liegt, wird noch viel zu selten in Betracht gezogen. Informierte Therapeuten berücksichtigen gerade bei vermeintlich therapieresistenten Fällen die neuesten Erkenntnisse, nach denen die Ursache einer Candida-Infektion in einer unerkannten Schwermetallbelastung zu sehen ist.

Deshalb empfehlen sie, bei einem Candida-Verdacht gleichzeitig auch nach einer Schwermetallbelastung zu suchen. Dieser anscheinend immer noch recht unbekannte Ansatz in der Candida-Therapie eröffnet somit wichtige Perspektiven, um die Pilzbelastung erfolgreich und dauerhaft zu behandeln. Da bei candidabelasteten Patienten überaus große Schwermetallmengen gefunden wurden, gibt dies berechtigten Anlass zum Optimismus, bisher therapieresistente Candida-Infektionen endlich erfolgreich behandeln zu können.

Dass die Ursache von Candidainfektionen in einer chronischen Schwermetallvergiftung liegt, hat der ärztliche Leiter der Schweizer Paracelsus-Klinik in Lustmühle bei St. Gallen, Dr. Thomas Rau, in mehrjährigen Forschungen entdeckt. Bei zahlreichen Untersuchungen von Candidabetroffenen wurden Schwermetallbelastungen festgestellt, insbesondere lag immer ein hoher Quecksilberwert zugrunde.

Schwermetalle und Candida haben eine enge Beziehung. Dort, wo Schwermetalle angesiedelt sind, sind die Candidapilze nicht mehr weit und meistens ist es auch umgekehrt. Durch Schwermetalle entsteht ein energiearmes Milieu, indem sie zelluläre Atmungsvorgänge blockieren. Und dieses Milieu ist die Ursache für immer wieder gescheiterte Candida-Therapien.

Solange Schwermetalle im Körper vorhanden sind, können Candida nicht auf Dauer erfolgreich beseitigt werden.

Dr. Rau geht aufgrund seiner Studien soweit, dass er Krankheitssymptome, die vielfach dem Candidapilz zugeschrieben werden, auf eine

Schwermetallvergiftung zurückführt. Erst wenn die Schwermetalle ausgeleitet werden, kann der Patient gesünder werden, so auch bei einer Candidose.

Die mehrjährigen Forschungsarbeiten von Dr. Rau belegen außerdem, dass der Candida gar nicht der so negative schädliche Mitbewohner des Darms ist, als der er immer dargestellt wird. Während der Schwermetallbelastung ist der Candida nämlich eine wichtige Hilfestellung und ein natürlicher Schutz für den Organismus, um diesen vor den Schäden der Schwermetalle zu schützen und um diese auszuleiten. Dies geschieht, indem der Candida Schwermetalle bindet und sie über den Darm und den anschließenden Stuhlgang ausscheidet. So schützt der Candida einerseits den Körper, andererseits produziert er aber auch selbst weitere Giftstoffe, die den Organismus belasten können.

Während der Schweizer Studie wurden auch Personen untersucht, die keine Symptome hatten. Das Ergebnis war einmalig und beeindruckend zugleich, weil dieser Aspekt in der Vergangenheit noch nie untersucht worden war: Bei den Probanden, bei denen eine Candidainfektion festgestellt wurde, lag gleichzeitig auch eine hohe Belastung mit Schwermetallen wie Quecksilber und Zinn vor. Diese Personen hatten vermutlich ein effektiveres Entgiftungssystem, um sich von den Schwermetallen zu befreien oder die Menge der Schwermetalle war noch nicht so groß, so dass sie in der glücklichen Lage waren, (noch) keine Symptome zu entwickeln.

Aufgrund der Forschungsergebnisse kommt Dr. Rau zu dem Fazit, dass die klassischen antimykotischen Therapien kontraproduktiv sind: „Der natürliche Schutz gegen Schwermetallbelastung wird dadurch vernichtet, und beim Abtöten werden massiv Gifte, Zerfallsprodukte der Pilze und zuvor gebundene Quecksilberkomplexe im Körper freigesetzt." Nach der Ausleitung der Schwermetalle verlassen nach den Erfahrungen von Dr. Rau die Candidapilze den Körper dann ganz automatisch.

Dass Pilze Schwermetalle binden können, hat man schon vor mehreren Jahrzehnten in der Industrie entdeckt und für verschiedene Zwecke genutzt. Der Universität Zürich gelang es mit Hilfe von Pilzen, Schwermetalle aus der Filterasche von Müllverbrennungsanlagen zu entfernen.

In den USA werden ‚Pilzcocktails' in stillgelegten Bergwerken eingesetzt, in denen noch Restbestände aus Metallen erwirtschaftet werden sollen. Aus der Pilzlösung, die das schwermetallhaltige Bergwerkgestein durchläuft, können anschließend die gewünschten Metalle herausgefiltert werden.

Aufgrund der Symbiose von Schwermetallen und Candida sollte bei einem Verdacht auf eine Hefepilzinfektion also unbedingt nach möglichen Schwermetallbelastungen gesucht werden (siehe Kapitel Diagnose einer Schwermetallvergiftung).

Borreliose und Schwermetalle

Dass zwischen Borreliose und Schwermetallen in vielen Fällen ein Zusammenhang besteht, wird erst seit jüngster Zeit in medizinischen Kreisen berücksichtigt. So stehen im Körper vorhandene Schadstoffe auch im Verdacht, die Borreliose-Symptome zu verstärken oder sogar die Ursache für das schubweise Auftreten der Symptome zu sein.

Spätestens wenn eine Borreliosetherapie erfolglos erscheint oder immer noch Restsymptome vorhanden sind, sollte eine mögliche Schwermetallbelastung abgeklärt werden.

Warum nun eine Borreliose mit einer chronischen Schwermetallbelastung einhergehen kann, hat vermutlich mehrere Gründe. Einer der wichtigsten ist das Immunsystem, denn Schwermetalle führen unweigerlich zu einer dauerhaften Schwächung des Immunsystems und gestörten Regulationsfähigkeit des Körpers. Die Schwächung des Immunsystems wird in den meisten Fällen außerdem noch dadurch verschlimmert, indem im Zusammenhang mit den Schwermetallen zusätzlich der Candida-Hefepilz sein Unwesen treibt und das Darmmilieu und das dort ansässige Immunsystem gehörig durcheinander würfelt.

Und wie Sie ja bereits gelesen haben, ist ein intaktes Immunsystem die beste Voraussetzung, erst gar nicht an einer Borreliose zu erkranken.

Herpes

Viele schwermetallbelastete Patienten sind aufgrund des geschwächten Immunsystems geradezu von einem ganzen Cocktail an ‚Mitbewohnern' betroffen. Am häufigsten ist dabei der Herpes anzutreffen.

Herpesviren sind hauptsächlich bekannt aufgrund der immer wieder auftretenden Lippenbläschen. Dabei können diese Viren nicht nur für lästige und unschön anzusehende Hautveränderungen sorgen, sondern neben Windpocken und Gürtelrose noch weitaus ernsthaftere Erkrankungen wie beispielsweise eine Hirnentzündung verursachen.

Man unterscheidet die Erreger nach dem Herpes-Simplex-Virus 1 (HSV1) und dem Herpes-Simplex-Virus 2 (HSV2), wobei sich die auftretenden Symptome nur wenig unterscheiden. Ist man einmal mit dem Herpesvirus infiziert, verbleibt dieser lebenslang zumindest als ‚Schläfer' im Organismus.

Meist bekommt man den zur Herpesfamilie gehörenden Varizella-Zoster-Virus (VZV) in Form von Windpocken bereits als Kind. Im weiteren Leben ist man dann zwar immun gegen weitere Windpockenerkrankungen, allerdings kann im Erwachsenenalter genau dieser ‚Windpockenvirus' zu einer gefährlichen Gürtelrose werden.

Als deutlich harmlosere Variante treten Herpesinfektionen in Form von Herpes-Lippenbläschen auf. Dies geschieht, sobald das Immunsystem eine Schwäche aufzeigt und die Herpesviren wieder aktiv werden können. Die meisten durch den Herpes-Virus verursachten Infektionskrankheiten treten im Gesicht, Genitalbereich oder auch am ganzen Körper auf.

Mykoplasmen

Mykoplasmen-Erreger werden als Tröpfcheninfektion von Mensch zu Mensch übertragen. Besonders eine extreme Müdigkeit kann ein erster Hinweis auf eine Infektion sein. Außerdem tritt häufig Fieber auf, sowie Gelenk, Muskel und Kopfschmerzen.
Personen mit einer Chronischen Müdigkeit (CFS) haben nicht selten eine Mykoplasmen-Infektion.

Epstein-Bar-Virus (EBV)

Der Epstein-Bar-Virus ist bekannt als Auslöser des Pfeiffer'schen Drüsenfiebers. Dass dieser Virus aber noch andere, vielfach auch schwerere Erkrankungen wie eine Herzmuskelentzündung auslösen kann, wird oftmals nicht in Betracht gezogen.

Der Epstein-Bar-Virus gehört wohl auch zu den derzeit noch völlig unterschätzten Erregern. Nach dem Motto ‚den hat sowieso fast jeder, weil über 90% der erwachsenen Bevölkerung im Laufe des Lebens damit konfrontiert werden', nimmt man halt zur Kenntnis, dass man diesen meist ruhenden Virus in sich trägt.

Dabei wird leider noch viel zu selten veröffentlicht, dass es immer häufiger zu einem chronischen Verlauf einer Epstein-Bar-Virus Infektion kommt. In schulmedizinischer Diagnostik findet diese Erkrankungsform quasi nicht statt.

Erst langsam gibt es zunehmende Erkenntnisse über den Epstein-Bar-Virus in seiner chronischen Form, so dass er mittlerweile häufig in Zusammenhang gebracht wird mit Chronischer Müdigkeit (CFS) und auch bei bestimmten Tumorerkrankungen (insbesondere Lymphdrüsenkrebs) sowie Multiple Sklerose.

Häufig ist es die völlige Erschöpfung und Chronische Müdigkeit, die den Therapeuten auf eine falsche Fährte leiten kann und die Ursache letztendlich weder in der Schwermetallvergiftung noch in dem EBV sieht, sondern eine Chronische Müdigkeit ohne bekannte Ursache diagnostiziert.

Der EBV in seiner chronifizierten Form tritt oft dann auf, wenn der Patient mit Schwermetallen belastet ist. Die Chronifizierung bildet sich dann meist erst zurück, wenn die Schwermetalle erfolgreich ausgeleitet werden.

Chlamydien
Chlamydien-Erreger werden als Tröpfcheninfektion von Mensch zu Mensch übertragen. Die Symptome der Chlamydien können sehr vielfältig sein und mit unterschiedlichem Schweregrad auftreten. Neben einem Juckreiz und Brennen während des Wasserlassens, kann eine extreme Müdigkeit auftreten, aber auch Schmerzen in verschiedenen Körperregionen wie u. a. in den Zähnen, verschiedenen Gelenken und in der Herzgegend. Auch leichte Halsschmerzen und Heiserkeit können Anzeichen einer Chlamydien-Infektion sein.

Darüber hinaus geht man auch bei schwerwiegenden Erkrankungen davon aus, dass Chlamydien diese (mit) verursachen können wie u. a. Alzheimer, Schlaganfälle, Fibromyalgie und Multiple Sklerose.

Eine Diagnose einer Chlamydien-Infektion findet leider in vielen Fällen nicht statt. Dies mag damit zusammenhängen, dass an diesen Erreger einfach nicht gedacht wird. Aber es liegt auch daran, dass die Diagnostik nicht immer eindeutig ist. So sind entsprechende Antikörper nur erkennbar, wenn eine aktive Pneumonie ausgelöst wird. Geschieht dies nicht, bleibt eine Chlamydien-Infektion häufig unentdeckt.

Tumorerkrankungen

Dass Krebs aufgrund von einer chronischen Schwermetallvergiftung entstehen kann, steht für viele Experten außer Zweifel. Dabei kann sich Krebs direkt, aber auch indirekt durch die Schwermetalle entwickeln.

Einen besonderen Aspekt bildet dabei die körpereigene Abwehr, die durch das Vorhandensein von Schwermetallen herabgesetzt ist. Denn ist die Anzahl der Abwehrzellen reduziert und ist die Leukozytenaktivität eingeschränkt, kann dies zur Entstehung und zum Wachstum von Tumorzellen führen. Hinzu kommt, dass die Schadstoffe zur Behinderung von DNS-Reparaturvorgängen führen und zwar schon in Mengen, die noch nicht als toxisch und somit unbedenklich eingestuft werden. Als Folge entstehen zunehmend DNS-Schäden, die ebenfalls eine Tumorentstehung begünstigen.

Da einige Schwermetalle den Östrogenrezeptor alpha aktivieren, wird ein Zusammenhang zwischen Brustkrebs und einer chronischen Schwermetall-Intoxikation vermutet. Bei epidemiologischen Untersuchungen konnten auffallend hohe Werte insbesondere von Blei und Quecksilber in Brusttumoren festgestellt werden. Eine entsprechende Studie wurde unter der Leitung von Dr. John Ionescu durchgeführt. Die Liste der mit Schadstoffen einhergehenden Erkrankungen ließe sich fast unendlich verlängern und würde ein ganzes Buch füllen. Erinnern Sie sich an die zu Beginn dieses Kapitels zitierte Aussage von Dr. med. Klinghardt, indem er sagt, dass alle chronischen Krankheiten auf Schwermetalle zurückzuführen sind.

Schwermetalle und Schwangerschaft

Eigentlich ist die Tatsache bereits hinreichend bekannt, aber trotzdem wird sie kaum beachtet: Schwermetalle (insbesondere Quecksilber) gehen durch die Plazenta auf das ungeborene Kind über und können dort zu gravierenden Schäden führen.

Zwar gibt es immerhin die offizielle Empfehlung, während der Schwangerschaft keine Amalgamfüllungen zu entfernen und neu zu verlegen, aber damit ist die Gefahr nicht gebannt, das Ungeborene zu schädigen. Denn auch Frauen, die Amalgamfüllungen tragen und während der Schwangerschaft nicht an ihren Zähnen arbeiten lassen, übertragen aufgrund der Fähigkeit des Quecksilbers, die Plazenta zu durchdringen, dieses fürchterliche Gift auch auf ihre ungeborenen Kinder.

Umweltmediziner gehen davon aus, dass sich eine schadstoffbelastete Schwangere über ihr ungeborenes Kind und über die Muttermilch beim Stillen entgiftet. Dabei vermutet man, dass besonders das Erstgeborene den größten Anteil (ca. 60% der Quecksilbermenge der Mutter) abbekommt und die nachfolgend Geborenen nicht mehr mit ganz so extremen Schadstoffmengen konfrontiert werden. Lässt die Mutter jedoch nach der ersten Schwangerschaft weitere Amalgamfüllungen legen oder führt ihrem Körper durch andere Schadstoffquellen Giftstoffe zu, dann trifft es die nachfolgend Geborenen auch entsprechend intensiver.

Säuglinge mit extremen Hauterkrankungen wie insbesondere Neurodermitis, Verhaltensstörungen, Verdauungsproblemen, unruhigen Nächten und vielem mehr sind dann häufig das traurige Ergebnis.

Besonders Hautprobleme wie Neurodermitis führen manche Mütter dann auf die richtige Fährte. Aber leider nur manche von ihnen, weil den meisten einfach diese Erkenntnisse noch nicht zuteil wurden. ‚Neurodermitis-Kinder' sind viel öfter mit Schadstoffen belastet als es allgemein bekannt ist. Und häufig sind dies eben Schwermetalle, die bereits von der Mutter auf das ungeborene Kind übertragen wurden. In der Spezialklinik Neukirchen kennt man diese Fälle zugenüge, denn hier werden seit über 25 Jahren sehr erfolgreich kleine Kinder mit schwerer Neurodermitis behandelt.

Schadstoffbelastete Babys können bei Nichtbehandlung zu auffälligen Kindern werden. Dabei reicht das Spektrum von Hyperaktivität bis hin zu extremer Schüchternheit. Laut Dr. med. Dietrich Klinghardt ist es übrigens eines der deutlichsten Anzeichen für eine Quecksilbervergiftung bei Kindern und Jugendlichen, wenn diese durch intensive Schüchternheit auffallen. Weitere Folgen können sich in Wachstumsverzögerungen, Entwicklungsverzögerungen und Legasthenie äußern. Aber auch Autismus, eine verringerte Gewichtszunahme und Lernstörungen können ihre Ursachen in einer Schadstoffbelastung haben.

Bei Kinderwunsch, bestehender Schwangerschaft und während der Stillzeit sind folgende Empfehlungen hilfreich:
1. Keine Entgiftungstherapien während der Schwangerschaft oder bei Kinderwunsch!
2. Kein Auswechseln von Amalgamfüllungen
3. Damit sich aus den noch vorhandenen Amalgamfüllungen nicht unnötig größere Quecksilbermengen lösen, führen Sie die Vorkehrungen durch, die in dem Kapitel ‚Maßnahmen bis zur endgültigen Entfernung der Amalgamfüllungen' aufgeführt sind.
4. Bei Kinderwunsch sollten die Amalgamfüllungen rechtzeitig (mindestens ein Jahr, besser jedoch zwei Jahre) unter entsprechenden Schutzmaßnahmen entfernt werden und anschließend muss eine ärztlich betreute Schadstoffausleitung mit Verfahren wie im Kapitel ‚Entgiftungsmethoden von A bis Z' erfolgen.

Abschließend möchte ich noch darauf aufmerksam machen, dass schadstoffbelastete Frauen häufig gar nicht erst schwanger werden. Federführend hat hier die Universitätsklinik Heidelberg mit ihrer Ambulanz für Naturheilkunde umfangreiche Erfahrungen in den letzten etwa 20 Jahren gesammelt. Hier sind die Zusammenhänge zwischen Schadstoffbelastungen (insbesondere Quecksilber) und ungewollter Kinderlosigkeit hinreichend bekannt. Die hier tätigen Ärzte haben schon so manche Schwangerschaft erreicht, indem die Patientinnen erfolgreich entgiftet wurden.

Während die Auswirkungen von Quecksilber auf das Ungeborene durchaus sehr bekannt sind, weiß man hingegen über die Folgen anderer Schadstoffe kaum etwas. Hinzu kommt, dass sich gesetzliche Richtwerte über die Schädlichkeit entsprechender Substanzen in der Regel an erwachsenen Menschen orientieren, nicht jedoch am Fötus, der im Mutterleib oder später beim Stillen mit Schadstoffen belastet wird.

Symptome einer Schwermetallvergiftung

Die häufig durch Schwermetalle ausgelösten Symptome sind so vielfältig und diffus, dass sie den Therapeuten auch regelrecht diffus machen können, weil er verzweifelt nach der Ursache sucht, solange er die Schwermetalle nicht als ursächlich in seine Überlegungen einbezieht. Leider sieht die Praxis so aus, dass viele der Beschwerden als ‚gegeben' angesehen werden und der Patient mit dem Hinweis ‚damit müssen Sie leben' nach Hause geschickt wird.

Interessanterweise verbessern sich sehr viele dieser Beschwerden, sobald die Ursache – nämlich Schwermetalle – aus dem Körper ausgeleitet werden. Auch viele chronische Erkrankungen können sich durch eine Entgiftung häufig enorm verbessern.

Die folgende Auflistung zeigt Ihnen eine Auswahl der Symptome und Erkrankungen, die im Verdacht stehen, mit einer Schwermetallbelastung in Verbindung zu stehen:
- Abgeschlagenheit
- Ängstlichkeit
- Aggressivität
- Allergien
- Alzheimer
- Antriebslosigkeit
- Aphten im Mund
- Asthma
- Chronische Infektionen
- Chronische Müdigkeit
- Colitis Ulcerosa
- Depressionen
- Ekzeme
- Erschöpfung
- Fibromyalgie
- Gelenkschmerzen
- Geschwollene Lymphknoten
- Haarausfall
- Herzrasen
- Herzrhythmusstörungen
- Hirntumore
- Hormonstörungen

- Immunschwäche
- Infektanfälligkeit
- Kinderlosigkeit, ungewollte
- Koliken
- Konzentrationsstörungen
- Lärmempfindlichkeit
- Lichtempfindlichkeit
- Magen-Darm-Beschwerden
- Metallischer Geschmack im Mund
- Migräne
- Multiple Chemische Sensibilität
- Multiple Sklerose
- Muskelerkrankungen
- Nahrungsmittelunverträglichkeiten
- Nasennebenhöhlenentzündungen
- Nervosität
- Neuralgien
- Neurodermitis
- Panikattacken
- Parkinson
- Pilzbefall
- Reizdarm
- Rheuma
- Rückenschmerzen
- Schilddrüsenerkrankungen
- Schlafstörungen
- Schuppenflechte
- Schwindel
- Taubheitsgefühle
- Tinnitus
- Tumorerkrankungen
- Zahnausfall
- Zahnfleischbluten
- Zahnschmerzen

Diagnose einer Schwermetallvergiftung

„Mein Arzt hat mir Blut abgenommen und auch den Urin getestet, aber da waren keine Schwermetalle zu finden" – kennen Sie das? Diesen Satz habe ich jedenfalls im Laufe vieler Jahre immer wieder von Betroffenen gehört. Und er entstand immer dann, wenn der jeweilige Arzt leider keiner war, der sich ausreichend mit Schwermetallen auskennt.

Fakt ist nämlich, dass anhand einer normalen Blutabnahme und von Urinwerten keine chronische Schwermetallbelastung festgestellt werden kann. Die Schwermetalle kursieren nicht in der Blutbahn, sondern befinden sich in Depots und vornehmlich in den Organen Leber, Nieren, Darm und Gehirn, sowie im Bindegewebe. Hier müssen die Schwermetalle zunächst gelöst (also mobilisiert) werden, damit sie über Urin oder Stuhlgang aus dem Körper ausgeleitet und damit messbar werden. Somit sind chronische Schwermetallvergiftungen nicht im Spontanurin oder im Blut zu erkennen.

Um eine chronische Schwermetallintoxikation festzustellen, bedarf es ganz spezieller Testverfahren. Es gibt mittlerweile zwar verschiedene, die in der Lage sein sollen, Schwermetallbelastungen zu diagnostizieren, aber leider zeigt sich in der Praxis immer wieder, dass sie nicht so zuverlässig sind wie sie den Anschein erwecken.

Geht man nach den Erfahrungen von Umweltmedizinern, so ist die Anwendung von Chelatbildnern wie EDTA, DMPS und DMSA zur Diagnostik die derzeit zuverlässigste Möglichkeit, um Schwermetallbelastungen festzustellen. Das heißt, man wendet die gängigen Ausleitungsverfahren an, um eine Schwermetallbelastung nachzuweisen.

Nach einem bestimmten Einnahmeschema erfolgt in Abhängigkeit von dem jeweiligen Präparat eine Sammlung des anschließend ausgeschiedenen Urins bzw. Stuhls. Danach erfolgt eine entsprechende Untersuchung dieser Substanzen nach Schwermetallen wie Blei, Quecksilber, Cadmium etc.

Aber auch dieses Verfahren ist nicht immer zuverlässig, weil der Körper nicht bei jedem Mal tatsächlich die Schadstoffe ausscheidet. So ist bei der Durchführung dieser Testverfahren unbedingt zu berücksichtigen, dass sich Schwermetalle in Depots befinden und somit auch durch die Verabreichung von Chelatbildnern nicht unbedingt jedes Mal die Schwermetalle ausgeschieden werden. Besonders bei sog.n ‚schlechten Entgiftern' oder bei Personen, deren Ausscheidung aus irgendwelchen

Gründen blockiert ist, werden manchmal mehrere Ausleitungen benötigt, bis endlich Schwermetalle zum Vorschein kommen. Gerade aus diesem Grund, weil ihr Körper Schadstoffe nur sehr schlecht eliminieren kann, ist es bei solchen Patienten ja in vielen Fällen überhaupt erst zu der chronischen Vergiftung gekommen.

Jedenfalls ist es ratsam, bei einem begründeten Verdacht einer Schwermetallvergiftung und einem negativen Ergebnis der Chelatbildner-Ausleitung das Testverfahren nach einigen Wochen zu wiederholen. Ein Anlass für eine Testwiederholung kann auch dann gegeben sein, wenn trotz negativer Ergebnisse eine vorübergehende Verbesserung der Beschwerden nach einer Ausleitung beobachtet wird. Denn dies kann ein wichtiger Hinweis auf eine Schwermetallbelastung sein.

Falsche Testergebnisse können auch auftreten, wenn die Tests nicht in der ‚richtigen Reihenfolge' durchgeführt werden. Deswegen stelle ich Ihnen nachfolgend die derzeit praktizierte Vorgehensweise vor, wie sie von Umweltmedizinern zum jetzigen Zeitpunkt durchgeführt wird.

Wie bereits erwähnt, befindet sich die Wissenschaft bezüglich der Umweltmedizin in einem starken Wandel, so dass stetig neue Erkenntnisse gewonnen werden. Diese führen dazu, dass es auch bei den Chelatbildner-Testverfahren immer wieder Veränderungen gibt, die zu verbesserten Diagnostikmöglichkeiten führen sollen.

Die Testverfahren, die in der Umweltmedizin praktiziert werden, basieren in der Regel auf der Basis von Chelatbildnern. Hier macht man sich die Erkenntnis zunutze, dass Chelatbildner in der Lage sind, Schwermetalle aus den Depots wie verschiedenen Organen und dem Bindegewebe zu mobilisieren.

Fragen Sie am besten einen erfahrenen Therapeuten, der sich mit chronischen Schwermetallbelastungen auskennt, welches Verfahren er zuverlässig anwendet. Grundsätzlich kommen folgende Tests zur Anwendung:

Kaugummitest

Bei dem Kaugummitest macht man sich die Erkenntnis zunutze, dass Quecksilber ständig aus Amalgamfüllungen freigesetzt wird und auch andere Schweremetalle aus den Dentalwerkstoffen austreten können. Anhand von Speichelproben kann eine entsprechende Belastung der jeweiligen Schwermetalle festgestellt werden.

Bevor der Patient das Kaugummi erhält, sollte er 2 Stunden lang nüchtern gewesen sein. Nach diesen 2 Stunden wird eine Speichelprobe entnommen. Anschließend kaut er 10 Minuten lang ein Kaugummi, ohne jedoch den Speichel zu schlucken. Dann wird nochmals eine 5 ml Speichelprobe entnommen und zusammen mit der ersten Probe an ein spezialisiertes Labor geschickt.

In den meisten Fällen weist die Probe nach dem Kaugummikauen deutlich höhere Schwermetallwerte auf als die erste Probe. Allerdings enthalten bei Amalgamträgern häufig auch schon die Proben vor dem Kaugummi referenzüberschreitende Quecksilberwerte.

Die Höhe der Quecksilberwerte steht häufig in deutlichem Zusammenhang mit der Anzahl der vorhandenen Amalgamfüllungen als auch mit dem Alter der Füllungen. Denn im Laufe der Jahre kommt es durch Korrosion zu einer vermehrten Abgabe von Quecksilber. Häufig führt dies dazu, dass 10 Jahre alte Füllungen mehr Quecksilber abgeben als mehrere neue Füllungen.

DMPS-Mobilisationstest

Für den DMPS-Mobilisationstest werden häufig Dimaval-Kapseln verordnet. Da DMPS in Kapselform jedoch als nicht so aufnahmefähig gilt wie DMPS als Infusion oder Injektion, kann ein Testverfahren auf Kapselbasis dazu führen, dass die Ergebnisse nicht ganz so eindeutig sind, um eine Schwermetallvergiftung zu diagnostizieren.

Um zuverlässigere Rückschlüsse ziehen zu können, wird daher von einigen Therapeuten die Verabreichung von DMPS-Infusionen oder DMPS-Injektionen empfohlen.

Zunächst wird DMPS auf nüchternen Magen verabreicht. Die Dosierung erfolgt in Abhängigkeit vom Körpergewicht und von der Darreichungsform. Bei DMPS in oraler Form wird oft 10 mg DMPS pro kg Körpergewicht veranschlagt, während bei der intravenösen Darreichung 3 mg DMPS pro Körpergewicht gegeben werden.

Von der Darreichungsform ist es auch abhängig, zu welchem Zeitpunkt der Urin gesammelt werden muss. Während bei der Kapseleinnahme 2 Stunden nach der Verabreichung der Spontanurin genommen wird, ist bei der intravenösen DMPS-Gabe der Urin bereits nach 30 bis 45 Minuten maßgeblich, um diesen nach Schwermetallen hin zu untersuchen. Wichtig ist in beiden Fällen, dass direkt nach der DMPS-Gabe 150 ml Wasser getrunken werden.

DMPS bindet bevorzugt Kupfer, so dass zu Beginn der Entgiftung häufig sehr hohe Kupferwerte auftreten und Quecksilber noch gar nicht ausgeschieden wird. Erst wenn im Laufe der Zeit das vorhandene Kupfer abgebaut und ausgeleitet wurde, kann das DMPS die anderen Schwermetalle erreichen. Sehr oft weist ein extrem hoher Kupferwert auf eine Quecksilberintoxikation hin. Dies wird leider bei der Auswertung von DMPS-Testverfahren nicht immer berücksichtigt und führt dann leicht zu Irritationen.

Und auch erst wenn das vorhandene Quecksilber ausgeleitet wurde, können die weiteren Schwermetalle erreicht werden wie Blei, Cadmium, Palladium, Nickel etc.

Eindeutig ist der Befund, wenn der Quecksilberwert bei über 50 µg/g Kreatinin liegt. Dann ist von einer Quecksilberbelastung bedingt durch Amalgam auszugehen. Liegt der Quecksilberwert jedoch unter 50 µg/g Kreatinin und der Kupferwert über 2000 µg/g Kreatinin, dann gilt dieses als ein Hinweis, dass aufgrund des hohen Kupfervorkommens und der hohen Affinität des DMPS zu Kupfer nicht ausreichend Quecksilber mobilisiert werden konnte. In diesem Fall ist es wichtig, dass der DMPS-Test in 4 bis 6 Wochen wiederholt wird.

DMSA-Mobilisationstest
Bei diesem Testverfahren ist es wichtig, eine ganz bestimmte Reihenfolge einzuhalten, um letztendlich verwertbare Testergebnisse zu erhalten. Da stetig neue Erkenntnisse gewonnen werden, kann es zwischenzeitlich immer mal zu Veränderungen der Reihenfolge kommen. Derzeit wird der DMSA-Mobilisationstest von Umweltmedizinern wie folgt durchgeführt:

Direkt nach dem Wasserlassen und Stuhlgang nach dem morgendlichen Aufstehen werden alle DMSA-Kapseln mit viel Wasser eingenommen. In den nächsten zwei Stunden wird weiterhin sehr viel Wasser getrunken, aber nichts gegessen. Eine halbe Stunde vor Ablauf dieser Zeit wird ein schwermetallbindendes Präparat wie Chlorella Algen, Kohletabletten oder Zeolith eingenommen. Nach 30 Minuten und somit insgesamt 2 Stunden nach den DMSA-Kapseln kann wieder normal gegessen werden.

Alternativ zu diesem Vorgehensschema können nach einem Stuhlgang und mindestens vier Stunden Abstand von der letzten Mahlzeit alle DMSA-Kapseln mit viel Wasser eingenommen werden. Wie beim ersten Schema, so bleibt man auch hier für die nächsten zwei Stunden nüchtern und trinkt während dieser Zeit reichlich Wasser. Ebenso sollte 1,5 Stunden nach den DMSA-Kapseln ein schwermetallbindendes Präparat wie Chlorella-Algen, Kohle oder Zeolith eingenommen werden.

Um eine Schwermetallbelastung festzustellen, wird der dritte Stuhlgang nach der DMSA-Einnahme in ein Röhrchen gefüllt und in einem spezialisierten Labor auf diverse Metalle hin untersucht.

EDTA-Mobilisationstest
Nach der Verabreichung einer EDTA-Infusion wird direkt nach der Beendigung der Infusion der Urin zwei Stunden lang gesammelt. Anschließend wird in einem spezialisierten Labor der Urin auf diverse Schwermetalle hin untersucht.

Epikutantest
Im Zusammenhang mit den Diagnosemöglichkeiten möchte ich es nicht versäumen, ein Testverfahren vorzustellen, das leider das einzige ist, was von ‚offizieller Seite' wie den Krankenkassen und Behörden überhaupt anerkannt wird. Diese Situation ist eine absolute Schande und trägt nicht nur zu einer unglaublichen Ungerechtigkeit für die Betroffenen bei, sondern sorgt auch für eine unverantwortliche Verwirrung. Dies betrifft insbesondere Patienten, die noch nicht sehr tief in der Materie stecken und gerade erst am Anfang ihrer Laufbahn der chronischen Schwermetall-Vergiftung stehen.

Bei dem Epikutantest muss man wissen, dass es sich hierbei um einen Allergietest handelt und nicht um einen Test, eine Vergiftung festzustellen!

Das heißt, dass das Ergebnis nur dann positiv ausfällt, wenn man allergisch auf Amalgam reagiert. Die Krux an der ganzen Sache ist jedoch, dass man bei einer chronischen Vergiftung nicht zwangsläufig allergisch auf Amalgam reagiert. Im übrigen entwickelt sich eine Allergie auf Amalgam nur vergleichsweise selten, nämlich nur dann, wenn sich Veränderungen der Haut oder der Mundschleimhaut vollziehen.

Für wen dieser Sachverhalt neu ist, sollte sich diesen Abschnitt am besten nochmals durchlesen, denn diese Informationen sind einfach zu wichtig.

Nur wenn der Epikutantest positiv ausfällt, übernimmt die Krankenkasse anteilmäßig die Kosten für die Amalgamsanierung. Sie übernimmt aber dann trotzdem immer noch nicht die Kosten für die notwendigen Entgiftungstherapien.

Erfahrungsgemäß fällt nur bei den wenigsten Personen mit einer chronischen Amalgamvergiftung der Epikutantest überhaupt positiv aus. Es gibt zahlreiche Stimmen, die hinter dieser Verfahrensweise mit dem Epikutantest tatsächlich Absicht vermuten, denn so sind die Krankenkassen ‚fein raus', wenn es um die Kostenübernahme der Amalgamsanierung geht, weil sie ja nur bei einem Bruchteil der tatsächlich Betroffenen überhaupt zum Tragen kommt.

Also ganz wichtig: Sollte Ihr Epikutantest negativ ausfallen, wiegen Sie sich nicht in falscher Sicherheit, keine chronische Vergiftung zu haben. Das wäre ein fataler Trugschluss, der Ihrer Gesundheit nicht zuträglich wäre.

Auch wenn die Anwendung eines Epikutantests als ziemlich harmlos gilt, möchte ich darauf hinweisen, dass es auch bei diesem Testverfahren zu unerwünschten körperlichen Reaktionen kommen kann. Wie bei anderen Testmethoden kann es auch hier zu Reaktionen wie Kreislaufkollaps, Depressionen, Sprach- und Sehstörungen und vielen weiteren Beschwerden kommen.

Die Durchführung des Epikutantests erfolgt in der Regel durch Allergologen. Hierfür wird eine Probe der zu testenden Substanz für mehrere Tage mit einem Pflaster auf die Haut geklebt. Über den erforderlichen Zeitraum gibt es kontroverse Diskussionen. Selbsthilfegruppen für Zahnmetallgeschädigte empfehlen, die Substanz für mindestens 6 Tage aufzukleben. Täglich wird dann vom Arzt die Haut kontrolliert, ob sich irgendwelche Reaktionen zeigen. Diese äußern sich meist in Form von starken Rötungen bis hin zu Quaddeln.

Die zu testende Substanz wird auf den Rücken aufgeklebt, und man darf während der Anwendungstage nicht duschen. Meistens werden bei einem Epikutantest mehrere Substanzen gleichzeitig getestet, so dass man oftmals mindestens die halbe Rückenpartie beklebt hat. Neben Amalgam werden in der Regel auch Substanzen von Palladium, Gold, Titan, Zement und Kunststoff aufgeklebt.

Um ein individuelles Behandlungskonzept aufzustellen, ergänzen viele Therapeuten die Verfahren der Schwermetalldiagnostik mit weiteren Diagnostikmethoden wie einer Blutuntersuchung unter einem Dunkelfeldmikroskop, Vegacheck, Bioresonanz, META-Scan oder Irisdiagnose. Dies ist sinnvoll, um ein Gesamtbild der körperlichen Verfassung erstellen zu können, aber auch, um den Zustand der Entgiftungsorgane zu erkennen.

Haaranalayse
Die Haaranalyse ist zwar für den Patienten eine sehr einfach durchzuführende Testmethode, aber leider gilt sie meistens nicht als so zuverlässig wie man sie gerne hätte, wenn es um Schwermetallbelastungen geht.

Anhand einer Haaranalyse lässt sich in der Regel ermitteln, welche Schwermetallbelastung während der vergangenen 3 Monate vorlag. Je schlechter ein Patient jedoch entgiftet, desto weniger Schwermetalle finden sich in der untersuchten Haarprobe.

Teilweise kann man stattdessen von anderen Werten auf eine Schwermetallbelastung schließen. Liegt beispielsweise ein erhöhter Kalziumwert vor, so kann dies ein Hinweis auf eine Quecksilberintoxikation sein, weil das Kalzium vom Körper nicht mehr aufgenommen wird.

Erschwerend für eine Diagnostik per Haaranalyse kommt hinzu, dass sich die Schwermetalle in Depots befinden und nicht unbedingt über die Kopfhaut und somit die Haare ausgeschieden werden. Eine Aussage, inwieweit der Körper schadstoffbelastet ist, lässt sich lt. Umweltmedizinern anhand von Haaren nur bedingt treffen.

Sonstige Verfahren

Neben den verschiedenen labortechnischen Diagnostikmöglichkeiten gibt es auch noch diverse andere Verfahren, um eine Belastung mit Schwermetallen oder anderen Schadstoffen festzustellen. Hierzu zählen in erster Linie der Vega-Test, die Bioresonanz, der Meta-Scan und die Kinesiologie.

Aus eigener Erfahrung als auch auf der Basis zahlreicher Gespräche mit Umweltmedizinern und Betroffenen muss ich allerdings dazu sagen, dass die labortechnischen Verfahren mithilfe von DMPS, DMSA und EDTA als die zuverlässigsten Diagnostikmöglichkeiten zu sehen sind.

Vermeidung von Schadstoffen

Eine effektive Entgiftung muss grundsätzlich auch mit der Vermeidung von neuen Giftbelastungen kombiniert werden. Hier kommt der Ernährung eine besondere Bedeutung zu. Auf Kaffee, Zigaretten und Alkohol sollten Sie im Idealfall ganz verzichten oder diese nur in Maßen genießen. Greifen Sie auf möglichst naturbelassene Nahrungsmittel zurück und vermeiden Sie künstliche Konservierungs- und Farbstoffe. Diese erkennen Sie am besten, wenn Sie einen Blick auf die Liste der Inhaltsstoffe der Lebensmittel werfen. Nach Möglichkeit sollte alles, was dort mit einer E-Nummer gekennzeichnet ist, gänzlich gemieden werden. Oder wussten Sie, dass viele dieser Konservierungsstoffe auf der Basis von Schimmelpilzen hergestellt werden?

Auch beim Verzehr von Fleisch ist oftmals Vorsicht geboten. Zwar hat die EU den Einsatz natürlicher Hormone bei der Viehzucht weitgehend eingeschränkt und künstlich erzeugte Hormone wurden ganz verboten. Allerdings werden in vielen Ländern nach wie vor Hormone bei der Viehzucht verwendet. Auch Schmerzmittel und Antibiotika kommen noch immer zum Einsatz. Sie führen bei immer mehr Menschen zu gefährlichen Antibiotika-Resistenzen.

Neben dem Fleischverzehr gilt allerdings auch Fisch, der ja allgemein als besonders gesund gilt, alles andere als unproblematisch. Laut Experten sind heute alle Fischarten schwermetallbelastet, und zwar umso stärker, je höher die betreffende Fischart in der Nahrungskette ist. Insbesondere im Gewebe fettreicher Fischarten lagern sich vermehrt Schwermetalle wie Quecksilber an. Einen guten und dabei praktikablen und alltagstauglichen Rat zu geben, ist in diesem Zusammenhang zugegebenermaßen nicht ganz leicht. Die beste Möglichkeit ist hier nach wie vor, auf Bio-Fleisch und -Fisch zurückzugreifen. Dieses ist zwar deutlich teurer als im gewöhnlichen Supermarkt, wird sich aber für Ihre Gesundheit auszahlen. Leider sind Fische nicht die einzige Gefahrenquelle von Quecksilber. Viel häufiger gelangt Quecksilber durch Abriebe von Amalgamfüllungen in den Organismus. In der Öffentlichkeit wird dies allerdings immer noch verharmlost und gerne für die weitere Verwendung von Amalgamfüllungen plädiert. Wer selbst eine chronische Quecksilbervergiftung erlebt und überlebt hat – so wie ich – der kann allerdings vor dieser Gefahrenquelle nur eindringlich warnen.

Neben den Zahnfüllungen und belasteten Fischen gibt es aber noch eine weitere Quelle, um sich dem gefährlichen Quecksilber auszusetzen. Leider wird diese Quelle aber genauso gern und häufig verharmlost: Die Rede ist von Impfstoffen. Da Quecksilber ein hervorragendes Konservierungsmittel sein kann, sind nämlich diverse Impfstoffe mit Quecksilber angereichert.

Natürlich steht auf den Packungsbeilagen nicht ‚enthält Quecksilber', sondern es wird der Begriff ‚Thiomersal' verwendet. Lesen Sie hierzu das Kapitel ‚Impfstoffe unter der Lupe'.

Untersuchen Sie auch Ihr Heim auf Schadstoffe. Diese können in Form von Holzschutzmitteln oder Schimmelpilzen auftreten. Einige Menschen reagieren auch allergisch auf bestimmte Stoffe, die in künstlichen Teppichfasern enthalten sind und in die Raumluft abgegeben werden. Auch was Ihre häusliche Umgebung angeht, gilt also das Motto: je naturbelassener die Materialien, desto besser. Nicht zuletzt sollten Sie auch bei Ihren Kosmetik- und Körperpflegeartikeln auf natürliche Zusatzstoffe achten. Denn über Hautcremes oder Zahnpasta können beispielsweise künstliche Konservierungsstoffe auf direktem Wege in Ihren Körper gelangen.

Es ist kaum noch möglich, diesen Belastungen komplett auszuweichen. So ist es empfehlenswert, zumindest die Schadstoffe zu meiden, die man selbst beeinflussen kann.

Nachfolgend erhalten Sie einige wichtige Tipps, wie Sie bewusst einigen Schadstoffen aus dem Weg gehen können.

1. Reduzieren Sie die Einnahme von Medikamenten auf ein Minimum, besonders Antibiotika, Cortison und nicht-steroidale entzündungshemmende Präparate.
2. Benutzen Sie natürlich hergestellte Kosmetikartikel. Lesen Sie die Inhaltsstoffe sorgfältig und bedenken Sie dabei, dass die Inhaltsstoffe, die Sie auf Ihrer Haut oder Haare verteilen, letztendlich auch in Ihren Körper gelangen.
3. Vermeiden Sie Nahrungsmittel mit Zusatzstoffen und Konservierungsmitteln. Sie schädigen nicht nur die Darmflora nachhaltig, sondern sie sind oft auch nicht ausreichend getestet, als dass man sie als harmlos bezeichnen könnte. Sie sind zwar alle in ihrer Einzelwirkung erforscht, meistens jedoch nicht in Form der jeweiligen Cocktails, in denen sie in die Nahrungsmittel gemischt werden.
4. Trinken Sie möglichst wenig oder gar keinen Alkohol, denn er ist

eine toxische Substanz und eine schwere Belastung für die Leber.
5 Kaufen Sie möglichst biologisch angebautes Gemüse und Obst. Pestizide und Herbizide sind eine starke Leberbelastung. Außerdem sind viele von ihnen kaum aus dem Körper heraus zu leiten, weil sie fettlöslich sind und in den Zellen gespeichert werden können.
6 Wie bei den Zusatz- und Konservierungsstoffen gilt auch hier, dass zwar die Einzelsubstanzen auf ihre Wirkung und mögliche Schädigungen getestet sind, nicht aber in den Kombinationen, in denen sie tatsächlich eingesetzt werden. In anderen Ländern gelten übrigens noch weit liberalere Pestizidstandards, so dass z. B. Paprika, Weintrauben und Äpfel aus südamerikanischen Ländern noch pestizidbelasteter sein können als heimische Früchte.
8 Obwohl unser Leitungswasser als eines der saubersten der Welt angesehen wird, sollten Sie sich nicht in Sicherheit wiegen. Denn leider enthält es viele Substanzen, die den Körper zusätzlich belasten wie Chlor, Chemikalienrückstände, Schwermetalle und viele andere. Es ist sinnvoll, einen entsprechenden Wasserfilter an den Trinkwasserhahn anzubringen. Wenn Sie z. B. ein Wassergerät benutzen, das basisches Wasser herstellen kann, läuft aus einem zweiten Wasserschlauch das Wasser heraus, das mit Schadstoffen belastet ist. Es stinkt regelrecht nach Chlor und schmeckt wie Plastik.

Übrigens enthält Trinkwasser über 700 verschiedene Chemikalien, aber nur weniger als 200 von ihnen sind überhaupt auf ihre Schadstoffwirkung auf den menschlichen Organismus getestet. Und Langzeitwirkungen derartiger Schadstoffe sind häufig gar nicht in ausreichender Menge bekannt.

Die richtige Reihenfolge

Um die Entgiftungstherapie wirklich erfolgreich durchzuführen, bedarf es der Einhaltung einer bestimmten Reihenfolge.

Denn geschieht dies nicht, kann es zu unerwünschten und mitunter schweren Nebenwirkungen kommen. Bei zunehmender Erfahrung mit Ausleitungsverfahren wird nämlich immer häufiger über Fälle berichtet, bei denen es zu schwerwiegenden Reaktionen gekommen ist. Meist waren dies Patienten, die bereits von einer langjährigen chronischen Intoxikation betroffen waren. Bei ihnen ist der ohnehin schon arg strapazierte Organismus sehr geschwächt und kann in Einzelfällen die mobilisierten Giftstoffe nicht ausreichend über die in ihrer Funktion eingeschränkten Entgiftungsorgane ausleiten.

Solange die Amalgamfüllungen oder auch andere belastende Zahnersatzstoffe im Mund vorhanden sind, ist davon abzuraten, die Entgiftung durchzuführen. Erst muss der schadstoffbelastete Zahnersatz professionell entfernt werden, um anschließend die Entgiftung einzuleiten.

Geschieht dies nicht, besteht die Gefahr, dass aus den Füllungen Quecksilber mobilisiert wird, was sich dann zusätzlich im Körper verteilen könnte.

Immer wieder kommt an dieser Stelle die Frage auf, warum nach der Entfernung der Plomben denn überhaupt noch eine Entgiftung stattfinden muss. Das liegt ganz einfach daran, dass die Schwermetalle in verschiedenen Körperzellen angesiedelt sind. Im Laufe von vielen Jahren sind dort regelrechte Schwermetalldepots entstanden, die der Körper ohne Unterstützung von außen jedoch nicht wieder los wird. Allein das Quecksilber hat eine Halbwertzeit von mindestens 15 Jahren.

Vorbereitung auf die Amalgamentfernung

Der erste Schritt beginnt eigentlich noch vor der Entfernung der Amalgamplomben. Denn um den Körper auf die Entgiftung vorzubereiten, sollten die Entgiftungsorgane im Idealfall bereits ein paar Wochen im Vorfeld mit entsprechenden Präparaten aktiviert und unterstützt werden.

Darüber hinaus empfiehlt es sich, einige Tage vor der Entfernung schwermetallbindende Präparate einzunehmen. Dies sind in der Regel

Chlorella-Algen, aber auch Zeolith oder medizinische Kohle werden verwendet.

Solange noch Amalgamfüllungen im Mund sind, sollten diese Präparate direkt heruntergeschluckt werden. Denn zerkaut man beispielsweise die Chlorella Algen, so kann diese auf die Amalgamfüllungen wie ein Magnet wirken und im weiteren Verlauf des Verdauungstraktes über keine ausreichenden Bindungskapazitäten mehr verfügen.

Direkt nach der Entfernung der Amalgamfüllungen
Direkt nach dem Ausbohren der Füllungen ist es sinnvoll, den Mund mit einem schwermetallbindenden Mittel auszuspülen, um die sich im Mundraum befindlichen Schadstoffe direkt zu binden. Würde man auf diesen Schritt verzichten, käme es unweigerlich zum Herunterschlucken von Kleinstpartikeln der Amalgamfüllungen.

Für das Ausspülen eignen sich medizinische Kohle oder Zeolith-Vulkanerde, die in Wasser aufgelöst werden. Alternativ kann man Chlorellaalgen zerkauen und im Mund einwirken lassen. Es versteht sich zwar eigentlich von selbst, dass nach dem gründlichen Spülen der Inhalt ausgespuckt werden muss, aber sicherheitshalber weise ich lieber noch explizit darauf hin. Auch anschließendes gründliches Ausspülen mit Wasser sollte nicht vergessen werden.

Die Zeit nach der Amalgamentfernung
Ab jetzt geht die eigentliche Arbeit erst so richtig los. Alle bis hierher durchgeführten Aktivitäten waren lediglich die Vorbereitung und haben bis auf die Entfernung der Zahnfüllungen den Körper noch nicht wesentlich von seinen Giftstoffen befreit. Aber es ist ganz wichtig, dass die eigentliche Ausleitung erst beginnt, nachdem alle Zahnersatzstoffe wie Amalgam, Palladium, Gold etc. entfernt wurden.

Von nun an geht es darum, ein umfangreiches Ausleitungsprogramm durchzuführen, das ganz individuell nach den jeweiligen Bedürfnissen und dem Schweregrad ausgerichtet sein muss.

Erfahrungsgemäß sind bereits nach wenigen Wochen die ersten gesundheitlichen Verbesserungen zu beobachten. Auch Symptome, die man womöglich viele Jahre mit sich herumgetragen hat, können innerhalb kurzer Zeit durch die Entgiftung verschwinden.

Die Dauer der Entgiftung ist absolut von der individuellen Verfassung abhängig. Bei einer schweren chronischen Intoxikation kann eine intensive Entgiftung über einen Zeitraum von bis zu 2 Jahren angezeigt sein. Und auch danach ist es sehr ratsam, in regelmäßigen Abständen für Entgiftungsphasen zu sorgen. Bei einigen Betroffenen kann die Entgiftung tatsächlich zu einer Lebensaufgabe werden, um gesundheitlich halbwegs ‚über die Runden zu kommen'.

Dies ist dann der Fall, wenn man über sehr schlechte Entgiftungskapazitäten verfügt. Meist ist dies erblich bedingt, so dass bestimmte Entgiftungsenzyme nicht vorhanden sind.

Mobilisation
Da sich die Schwermetalle in Depots befinden, müssen sie hier erst herausgelöst werden. Durch die Mobilisation werden sie in die Blutbahn und in das Lymphsystem geführt und von dort aus zu den jeweiligen Entgiftungsorganen.

Die Mobilisation birgt die Gefahr, dass die Schadstoffe zwar gelöst, aber nicht ausgeschieden werden, wenn der nächste Schritt – das Binden – unterlassen wird. Diese Rückvergiftung würde zu erneuten Vergiftungssymptomen führen, was den Körper wieder belasten und den gesamten Entgiftungsprozess unnötig erschweren würde.

Binden
Ein sehr wichtiger Schritt, der leider allzu oft vergessen wird. Dabei kann gerade das Auslassen dieser Maßnahme zu unerwünschten Nebenwirkungen führen. Und zwar geht es um das Binden der zuvor gelösten Schadstoffe. Hierfür gibt es verschiedene Möglichkeiten, die alle aus Nahrungsergänzungsmitteln bestehen. Häufig wird Chlorella verwendet, aber in jüngster Zeit wird immer öfter auch Zeolith eingesetzt. Weitere Präparate sind die medizinische Kohle und Heilerde.

Letztendlich entscheidet jedoch die individuelle Verträglichkeit, welches dieser Präparate verwendet wird. So gibt es Patienten, die Chlorella überhaupt nicht vertragen, aber ebenso reagieren einige auf Zeolith.

Ausscheidung
Werden die gelösten Schadstoffe durch o.g. Präparate erfolgreich gebunden, werden sie von den jeweiligen Ausscheidungsorganen aus dem Körper hinausbefördert. Meistens geschieht dies über den Darm und die Nieren.

Die Ausscheidung muss durch viel Wassertrinken unterstützt werden.

Entgiftungsmethoden von A bis Z

Wenn Sie das Buch bis hierher gelesen haben, ist Ihnen die Notwendigkeit deutlich geworden, einen mit Schadstoffen überlasteten Körper bei seiner Entgiftungstätigkeit zu unterstützen. Bereits im Mittelalter erkannte die bekannte Heilerin Hildegard von Bingen diese Notwendigkeit und gab damals schon umfangreiche Ratschläge, wie der Körper zu entlasten sei.

Einige ihrer Anwendungen wie beispielsweise der Aderlass und das Schröpfen werden auch heute noch von vereinzelten Therapeuten durchgeführt. Da sich mittlerweile die Belastung unserer Umwelt und damit unserer Körper jedoch dramatisch verschlechtert hat, reichen diese Methoden natürlich bei weitem nicht mehr aus. Insbesondere, wenn es um Schwermetalle geht, bedarf es wesentlich intensiverer und tiefgreifenderer Maßnahmen.

Um Ihnen ein ganzheitliches Bild über die mittlerweile verfügbaren Entgiftungsmethoden zu geben, sind diese nachfolgend in alphabetischer Reihenfolge aufgeführt. In der Praxis erfolgt häufig eine Kombination verschiedener Methoden. Oftmals ist es auch sinnvoll, die Methoden zwischenzeitlich untereinander abzuwechseln.

Der Erfolg für eine erfolgreiche Entgiftung ist letztendlich jedoch immer die richtige Zusammenstellung der einzelnen Maßnahmen. Denn wie bereits im Kapitel ‚Die richtigen Schritte' erläutert, besteht die Entgiftung aus den Bausteinen Lösen, Binden und Ausleiten der belastenden Stoffe.

Je nach Schweregrad der Belastung ist es unumgänglich, einen erfahrenen Therapeuten zu konsultieren. Dies gilt ganz besonders für schwere chronische Schwermetallbelastungen, die unbedingt in erfahrene Hände von Umweltmedizinern gehören.

Selbstverständlich kann man einige der vorgestellten Methoden auch zu Hause anwenden, die als sanfte Basistherapien gelten und begleitend zu Chelattherapien eingesetzt werden. Aber auch dies sollte stets nur nach Rücksprache mit dem Behandler erfolgen. Denn eine Entgiftung aufgrund einer chronischen Intoxikation ist kein Verfahren, das man im Alleingang durchführen kann. Ich kann gar nicht deutlich genug darauf hinweisen, dass eine Entgiftung unbedingt in professionelle Hände gehört, und zwar im Idealfall in die Hände von Umweltmedizinern. Denn allzu groß sind einfach die Gefahren, dass durch unzureichende Begleitmaßnahmen unerwünschte und durchaus auch sehr gefährliche Nebenwirkungen auftreten können. Dies habe ich in diesem Buch mehrfach erwähnt, aber es ist wirklich immens wichtig, eine Entgiftung als eine tiefgreifende Behandlung anzusehen.

Außerdem ist die Wissenschaft bezüglich effektiver Entgiftungen sehr stark im Wandel, denn es gibt immer wieder neue Erkenntnisse. Das, was noch vor 3 Monaten als die Therapie schlechthin angepriesen wurde, kann schon übermorgen von einer neuen oder einer Weiterentwicklung einer bestehenden Methode überholt sein. Auch dies spricht dafür, sich für eine professionelle Entgiftung an die entsprechend ausgebildeten Therapeuten zu wenden.

Und sie sollten dann auch in der Lage sein, die individuell angezeigten Entgiftungsmethoden auszuwählen. Denn eines hat die enorme Entwicklung der Umweltmedizin der vergangenen 10 Jahre auch mit sich gebracht: Es gibt mittlerweile so viele Methoden, die zur Entgiftung eingesetzt werden, dass man als Laie völlig überfordert ist, sich für das eine oder andere Verfahren zu entscheiden. Erschwert wird dies außerdem auch dadurch, dass es zahlreiche kontroverse Diskussionen gibt, welche Therapie die beste oder gar die mit den meisten Nebenwirkungen ist.

Die Entscheidung für die jeweils durchzuführende Therapie muss letztendlich der Betroffene immer für sich selbst entscheiden. Um Ihnen hier die Entscheidungshilfe etwas zu erleichtern, aber Ihnen auch das mittlerweile verfügbare Angebot an Entgiftungsmethoden vorzustellen, habe ich in diesem Kapitel alle mir geläufigen Verfahren zusammengetragen.

Die meisten von ihnen habe ich in den vergangenen 11 Jahren selbst ‚getestet'. Leider gab es zur Zeit meiner schlimmsten Vergiftungsphase kaum bekannte Entgiftungstherapien. So war ich mehr oder weniger gezwungen, mich stetig weiterzubilden und Dinge einfach auszuprobieren.

Dies war nicht nur ein sehr leidvoller, sondern auch teurer Weg. Denn leider waren nicht alle Methoden, die ich durchführte, von Erfolg gekrönt, und bekanntermaßen übernehmen die Krankenkassen die Kosten für Entgiftungstherapien in der Regel nicht. Nutzen Sie nun meine Erfahrungen, indem Sie sich einen Überblick über die derzeit gängigen Methoden verschaffen und gemeinsam mit Ihrem erfahrenen Therapeuten ein individuelles Behandlungskonzept festlegen. Denn es gibt nicht **das** Entgiftungskonzept, das für alle Menschen gleich gut wirkt und auch nicht alle Schadstoffe gleich gut ausleitet. Je individueller das Behandlungskonzept zusammengestellt wird, umso wirkungsvoller wird es letztendlich sein. Dabei bestehen die Therapien in der Regel aus der Verabreichung von ausleitenden Präparaten und physikalischen Verfahren.

Gab es bis vor einigen Jahren überwiegend Entgiftungspräparate, die aus Einzelsubstanzen bestanden, so bieten immer mehr Hersteller mittlerweile diverse Kombinationspräparate an.

Aber egal, für welche Entgiftungsmethode Sie sich entscheiden, für alle gilt letztendlich die gleiche Faustregel: Je niedriger die individuell verträgliche Dosierung ist, umso stärker ist der Körper mit Schwermetallen belastet. Und gerade dann ist es ganz wichtig, die niedrige Dosierung, auch sei es anfangs auch nur eine tägliche Chlorella-Alge, zunächst beizubehalten.

Die Entgiftungsdauer richtet sich nach dem Ausmaß der Vergiftung. Sie ist erst dann als beendet zu sehen, wenn im Urin nur noch tolerable Messwerte festgestellt werden. Bei Patienten mit einer genetisch bedingten Entgiftungsschwäche geht man davon aus, dass die Entgiftung eigentlich nie abgeschlossen sein wird. Sie sollten ihr Leben lang in regelmäßigen Abständen Entgiftungszyklen durchführen.

Entgiftungsverfahren sind keine Methoden, die in Selbstbehandlung durchgeführt werden sollten, da es leider auch trotz aller Vorsicht zu unerwünschten Reaktionen kommen kann.

Ich möchte an dieser Stelle nochmals darauf hinweisen, dass es sich bei den nun folgend vorgestellten Methoden überwiegend um Therapieverfahren aus der Naturheilkunde und somit Erfahrungsheilkunde handelt. Die Schulmedizin hat ihre eigenen Sichtweisen.

Aderlass
Der Aderlass (= zur Ader lassen) gehört zu den wichtigsten Elementen der Hildegard von Bingen-Behandlungen. Und auch wenn ein Aderlass vielleicht als etwas ‚Verstaubtes oder Altmodisches' wirkt, so ist der Aderlass eigentlich gerade in der heutigen Zeit so aktuell wie nie zuvor. Denn er ist ein probates Mittel, sich von ‚schädlichem Schleim' zu befreien. Hufeland (1762-1836) war seinerzeit sogar der Meinung, dass der Aderlass das Mittel überhaupt sei, um seine Gesundheit zu erhalten.

Hildegard von Bingen sah in dem Aderlass eher das Ausleitungsverfahren für Erwachsene und ältere und insbesondere weibliche Personen, als dass sie diese Methode für junge Menschen einsetzte: ‚Der Aderlass ist alten Leuten zuträglicher als jungen, weil das Blut der Greise mehr mit Eiter vermischt ist als das Blut junger Leute. Ein Weib ... wird den Aderlass bis zum 100. Lebensjahr ausdehnen, weil sie es wegen der schädlichen, eitrigen Säfte nötiger hat als der Mann. Das beweist auch die monatliche Reinigung. Wenn sie durch diese nicht von schädlichen, eitrigen Säften gereinigt würde, dann würde sie ganz und gar anschwellen und könnte nicht leben. Nach dem 100. Jahr aber lasse sie nicht mehr zur Ader.'

Durch den Aderlass wird über eine Vene Blut aus dem Blutkreislauf entnommen. Dies führt nicht nur zur Neubildung von Blut, sondern auch dazu, dass Schadstoffe aus dem Körper ausgeleitet werden.

Ganz oberflächlich betrachtet ist ein Aderlass vergleichbar mit einer Blutentnahme, denn auch der Aderlass wird aus einer Vene in der Ellenbeuge vorgenommen. Beim genaueren Hinsehen stellt man jedoch schnell fest, dass es beim Aderlass um etwas ganz anders geht, als nur Blut abzunehmen.

Der Aderlass richtet sich nach der Mondkonstellation, denn er wird nur in dem Zeitraum vom ersten bis zum sechsten Tag nach dem Vollmond durchgeführt. So besagen Hildegard-Schriften: ‚Nicht Aderlassen soll man bei zunehmendem Mond, weil solcher Aderlass schädlich ist, da sich zu diesem Zeitpunkt die mit dem Blut vermischte faulige Flüssigkeit nicht so leicht von ihm scheiden kann. Bei wachsendem Mond fließen nämlich Blut und zersetzte Flüssigkeit gleichzeitig wie in gegenseitig richtigem Verhältnis im Menschen und lassen sich nicht leicht voneinander trennen.'

Hildegard von Bingen unterschied drei verschiedene Adern, nämlich die Kopfader, Leberader und die Mittel- oder Herzader. Wie von den Namen bereits abzuleiten ist, sind diese verschiedenen Adern für unterschiedliche Organe zuständig.

Je nach Indikation wählt der Therapeut die entsprechende Ader aus, um aus ihr das Blut ‚zur Ader zu lassen'. Häufig ist es in der Praxis allerdings so, dass man sich unabhängig von der Indikation für die jeweils am stärksten geschwollene Ader entscheidet. Dies erfolgt einfach durch die Bildung eines Staus mittels eines Staubands, wie Sie es auch von einer herkömmlichen Blutentnahme her kennt. Sobald das Band am Oberarm angelegt ist, schwellen die Adern an, so dass der Therapeut die zu bevorzugende Ader auswählen kann.

Im Gegensatz zu einer normalen Blutentnahme erfolgt ein Aderlass stets im Liegen und auch mit wesentlich größeren Kanülen. Da die Gefahr besteht, dass sich Kanülen mit einem Durchmesser von weniger als 1 mm leicht verstopfen, werden in der Regel Kanülen mit einem Außendurchmesser von über 1 mm gewählt.

Die Kanüle wird mit einem Zuleitungsschlauch verbunden, durch den das ausfließende Blut in ein Auffanggefäß gelangt. Damit während des Aderlasses nicht zu viel Blut entnommen wird, ist dieses Gefäß mit einer Mengenskala versehen. Denn eine zu große Abnahmemenge kann negative Reaktionen wie Kreislaufprobleme, Schwindel und Übelkeit mit sich bringen.

Wichtig ist außerdem, dass das Auffanggefäß klar durchsichtig ist, damit das Blut anschließend zur Diagnostik beobachtet werden kann. Dieses ist nämlich neben der Schadstoffausleitung der zweite Aspekt, der den Aderlass so hochinteressant macht. Je erfahrener der Aderlass-Therapeut in diesem Thema ist, umso intensiver kann der das später geronnene Blut zu Diagnostikzwecken heranziehen.

Der Aderlass ist dann zu beenden, wenn das anfänglich dunkel gefärbte Blut seine natürliche hellrote Farbe wieder angenommen hat. Hildegard von Bingen erklärt den Farbwechsel so: Das erste aus der Wunde austretende Blut besteht aus verderblichen und krankheitsbringenden Säften. ‚Wenn dann das Ausgeflossene seine richtige Röte und eine andere Farbe angenommen hat, stehen Blut und Säfte im gleichen Verhältnis zueinander. Fließt dann noch mehr Blut aus, so folgen die guten und die schlechten Säfte gleichzeitig mit dem übrigen Blut nach. Dann muss man mit dem Ausfließenlassen aufhören.'

Die jeweils zu entnehmende Blutmenge richtet sich aber nicht nur nach der Blutfärbung, sondern auch nach der jeweiligen Konstitution des Patienten. Während bei einem gesunden Menschen bis zu 150 ml Blut entnommen werden, sollten es bei einer kranken Person nicht mehr als 40 ml sein.

Nach dem Aderlass ist es wichtig, sich nach Ernährungsempfehlungen von Hildegard von Bingen zu richten. In Kurzform bedeutet dies, dass gebratenes Fleisch, rohes Obst und Gemüse sowie Koffein 3 Tage lang nicht verzehrt werden sollten. Auf Milchprodukte sollte man sogar mehrere Wochen lang verzichten.

Der Aderlass sollte nur ein Bestandteil eines Gesamtbehandlungsplanes sein und nicht als alleinige Therapiemaßnahme gesehen werden. In den meisten Fällen sind weitere Verfahren erforderlich, die in diesem Kapitel vorgestellt werden.

Afa-Algen
Sie wachen in dem als einzigartig geltenden Oberen Klamath-Lake (USA), der aufgrund seiner einmaligen Flora und Fauna zu einem ganz besonderen Biotop unserer Erde gehört. Ein vor ca. 7.000 Jahren in dieser Region stattgefundener extremer Vulkanausbruch soll noch heute dafür verantwortlich sein, dass durch diverse einströmende Flüsse jährlich noch große Mengen (ca. 100.000 Tonnen) an Vulkanasche in den See fließen.

Nur an sehr wenigen Tagen im Jahr kann die Afa-Alge auf dem Klamath-See geerntet werden. In einem aufwendigen technischen Verfahren wird sie anschließend weiterverarbeitet.

Im Gegensatz zu anderen Algen kann die Afa-Alge nicht in Zuchtbetrieben heranwachsen. Somit gibt es die Afa-Alge nur als Wildpflanze, was den Vorteil mit sich bringt, dass sie über einen enormen Schatz an Vitalstoffen verfügt. Die Nährstoffdichte der Afa-Alge wird als einzigartig beschrieben. So soll sie über mehr Chlorophyll verfügen als jede andere derzeit bekannte Heilpflanze. Neben mehrfach ungesättigten Fettsäuren (DHA-Fettsäuren, EPA-Fettsäuren und die Gamma-Linolensäure) beinhaltet sie viele wertvolle Vitamine, Mineralstoffe und Spurenelemente wie beispielsweise Zink, Niacin, Folsäure, Vitamin B12 und Betakarotin. Bisher sind über 40 Mineralstoffe der Afa-Alge bekannt. Da diese an Enzyme gebunden sind, kann der Körper sie besser aufnehmen.

Damit übersteigt sie Algen wie Chlorella und Spirulina in ihrer Wertigkeit um ein Vielfaches, was dazu führt, dass wesentlich geringere Dosierungen erforderlich sind als bei anderen Algen.

Der Afa-Alge wird von einigen Therapeuten nachgesagt, sie entgifte sogar noch besser als die Chlorella-Alge. Man führt dies auf bestimmte Aminosäuren wie u. a. das Methionin zurück, die Schwermetalle binden würden.

Für die Entgiftung wird die Einnahme von bis zu 10 g täglich empfohlen, zu Beginn sollten jedoch geringere Dosierungen genommen werden.

Alpha-Liponsäure
Alpha-Liponsäure wirkt als Coenzym im Kohlenhydrat, Eiweiß und Fettstoffwechsel mit. Sie zählt zu den Vitaminoiden, ist eine körpereigene schwefelhaltige Substanz und gehört zu den stärksten Antioxidantien.

Alpha-Liponsäure ist in der Lage, andere Antioxidantien in ihrer Wirkung zu verstärken oder diese sogar zu regenerieren. Zu den hiervon profitierenden Antioxidantien zählen Glutathion, Vitamin C, Vitamin E und Coenzym Q10, so dass dieses hocheffektive Antioxidantiennetzwerk einschließlich der Liponsäure aus insgesamt fünf Säulen besteht.

Die Alpha-Liponsäure ist im Gegensatz zu anderen Antioxidantien wasser- und fettlöslich, was sie so einzigartig macht. Dies hat den überragenden Vorteil, dass sie wässrige Zellbereiche und fetthaltige Zellteile wie die Membrane vor Oxidationsprozessen schützen kann. Somit ist die Liponsäure allen anderen Antioxidantien in ihrer vielseitigen Wirksamkeit weit überlegen und steht für einige Therapeuten in der Antioxidantien-

Hierarchie an erster Stelle.

Die Überlegenheit der Liponsäure wird schließlich noch dadurch gesteigert, dass sie als einziges Antioxidanz die Blut-Hirn-Schranke passieren kann. Da die Moleküle so klein sind, kann die Liponsäure auch sehr schnell vom Gehirngewebe aufgenommen werden. Die für die Gehirnzellen so bedrohlichen Substanzen Stickstoff und Stickoxid können somit unschädlich gemacht werden.

Besondere Bedeutung hat die Alpha-Liponsäure als Schutzfunktion im Nervensystem, bei der Regulierung des Blutzuckerspiegels und bei der Entgiftung von Umweltschadstoffen wie Schwermetallen. Diese hervorragende Entgiftungskapazität ist dadurch möglich, dass die Alpha-Liponsäure eine Komplexbildung mit Schwermetallen wie Quecksilber, Blei, Arsen und Cadmium eingehen kann und diese somit aus dem Gewebe herausmobilisiert und ausleitet.

Mittlerweile gehört die Alpha-Liponsäure zu den wichtigsten Präparaten in der Umweltmedizin. Denn neben der Entgiftungseigenschaften kann mithilfe der Alpha-Liponsäure das reduzierte Glutathion wieder hergestellt werden. Alpha-Liponsäure sollte nicht angewandt werden, solange sich noch Amalgamfüllungen im Mund befinden. Denn es besteht sonst die Gefahr, dass die Alpha-Liponsäure Quecksilber ins Gehirn befördert.

Diabetiker können von der Einnahme von Alpha-Liponsäure sehr profitieren, weil die Glukose schneller in die Zellen transportiert werden kann. Dies hat zur Folge, dass der Stoffwechselentgleisung entgegengewirkt wird, indem weniger Eiweiße verzuckern. Auch bei der aus Diabetes häufig resultierenden Neuropathie kann eine deutliche Linderung erzielt werden, wie diverse Untersuchungen schon seit langem belegen. Besonders die Schmerzintensität lässt durch eine Gabe von regelmäßiger Alpha-Liponsäure bei der Mehrheit der Betroffenen deutlich nach.

Weitere Anwendungsgebiete sind Leberzirrhose und erhöhte Leberwerte, die sich durch eine regelmäßige Liponsäure-Einnahme wieder regenerieren können. Interessanterweise kann die Einnahme von Alpha-Liponsäure zu einer höheren Überlebensrate bei Pilzvergiftungen führen. Bei Augenerkrankungen können die Netzhaut und Linse des Auges vor Degenerationserscheinungen geschützt werden. Außerdem sind Linderungen beim Grünen Star festgestellt worden.

In der Anti-Aging-Medizin zählt die Verabreichung der Alpha-Liponsäure zur Basisbehandlung. Da Alpha-Liponsäure in der Lage ist, als Superantioxidanz freie Radikale im Blut zu eliminieren und die Gedächtnisfunktion positiv zu beeinflussen, zählt dieses Vitaminoid zu den bevorzugten Anti-Aging-Mitteln. Aber auch bei der Behandlung von Parkinson, Alzheimer und Herzerkrankungen wird dieses hochwertige Antioxidanz eingesetzt. Die auffallend positiven Wirkungen auf das Gedächtnis führen Experten darauf zurück, dass die Alpha-Liponsäure in der Lage ist, Teilbereiche in gealterten Gehirnzellen zu revitalisieren.

Da die Alpha-Liponsäure Kohlenhydrate in Energie umwandelt und die Glukose-Ausnutzung verbessert, nutzen auch Sportler häufig dieses Superantioxidanz zur Leistungssteigerung.

Über die Nahrung wie Kartoffeln, Spinat und rotem Fleisch erfolgt die Aufnahme von Alpha-Liponsäure nur in sehr geringen Mengen, so dass bei bestimmten Indikationen eine zusätzliche Versorgung mit entsprechenden Präparaten empfehlenswert ist.

Bei einer regelmäßigen Alpha-Liponsäuren-Einnahme erhöht sich der Bedarf an Vitamin B1, so dass dieses zusätzlich verabreicht werden sollte. Auch ein Vitamin B12 Mangel kann durch Alpha-Liponsäure entstehen oder verstärkt werden.

Wenn die Liponsäure präventiv eingenommen wird, ist eine tägliche Dosierung von bis zu 300 mg möglich. Für Entgiftungszwecke wird bis zu 4-mal täglich 300 mg verordnet. Alpha-Liponsäure gibt es als Infusionen und in Kapselform.

Apfelpektin

Apfelpektin wird – wie der Name schon sagt – aus Äpfeln gewonnen. Dabei weisen viele Hersteller darauf hin, dass nur ein bestimmtes und technisch sehr aufwendiges Herstellungsverfahren dem Pektin die Eigenschaft verleiht, Giftstoffe zu binden. Sie betonen dabei, dass nur das niedermolekular hergestellte Apfelpektin Schwermetalle binden kann. Meist erkennt man den Unterschied zwischen dem niedermolekular hergestellten Apfelpektin und dem in seiner Struktur wesentlich einfacheren Apfelpektin bereits am Preis, indem die niedermolekulare Variante in der Regel um ein Vielfaches teurer ist.

Dem niedermolekularen Apfelpektin wird eine besondere Bindungsfähigkeit nachgesagt, indem die niedermolekularen Substanzen die Schadstoffe nicht nur binden und diese zusammen mit den Ballaststoffen ausleiten können, sondern darüber hinaus kann das Apfelpektin im Verdauungstrakt auch die Aufnahme von neuen Schwermetallen verhindern, die über belastete Nahrung zugeführt werden.

Obwohl Apfelpektin schon seit vielen Jahren besonders in ehemaligen Ländern der Sowjetunion zur Linderung von Vergiftungserscheinungen eingesetzt wird (u. a. auch in Tschernobyl), kennt man es in Deutschland erst seit kurzer Zeit als ein hilfreiches Entgiftungspräparat. In Tschernobyl wurde seinerzeit Apfelpektin bei den strahlenverseuchten Anwohnern und Arbeitern eingesetzt, weil es neben der Schwermetallbindung auch radioaktive Elemente wie beispielsweise Cäsium 137 binden und ausscheiden kann. Da auch heute immer noch viele verstrahlte Menschen in der Region um Tschernobyl leben, wird dort Apfelpektin immer noch sehr intensiv verwendet.

Somit dürften die umfangreichsten Erfahrungen mit Apfelpektin zur Schadstoffausleitung mittlerweile in der Ukraine und dem angrenzenden Weißrussland vorliegen. So waren es in den vergangenen Jahren auch in erster Linie Wissenschaftler der ehemaligen sowjetischen Mitgliedsstaaten, die an der Erforschung und Weiterentwicklung von wirksamem Apfelpektin wirkten. Erst vor wenigen Jahren (2001) gelang es ihnen, ein Produkt mit einem niedermolekularen Pektinanteil von 60% zu entwickeln.

Mittlerweile wird Apfelpektin in Russland bei verschiedensten Indikationen wie bei Chemotherapien, Strahlenschäden, Schwermetallvergiftungen und Suchterkrankungen eingesetzt. Mitarbeiter in der Atomindustrie erhalten das niedermolekulare Apfelpektin als tägliche Beigabe zur ihren Mahlzeiten.

Apherese
Bei der Apherese handelt es sich um ein noch relativ unbekanntes Verfahren, das derzeit in etwa 100 spezialisierten Zentren bundesweit in ambulanter Form angewendet wird. Die Apherese ist nichts anderes als eine Blutplasma-Reinigung und wird umgangssprachlich als Blutwäsche bzw. -reinigung bezeichnet. Sie wurde ursprünglich nicht dafür entwickelt, Borreliose zu therapieren, so dass in vielen Zentren andere Krankheitsbilder im Vordergrund der Behandlungen stehen.

In erster Linie wird die Apherese bei chronischen und akuten Erkrankungen des Stoffwechsels sowie bei Autoimmunerkrankungen wie Rheuma, chronischen Entzündungen, Umwelterkrankungen wie chronischen Intoxikationen, Darmerkrankungen wie Morbus Crohn und Colitis Ulcerosa bestimmten Herzmuskelerkrankungen und chronischen Infektionen wie z. B. Borreliose eingesetzt. Ursprünglich wurde die Apherese nicht dafür entwickelt, schadstoffbelastete Patienten zu behandeln, aber die bisherigen Erfolge erscheinen sehr vielversprechend.

Grundlage der Apherese ist die Tatsache, dass sich bei bestimmten Krankheiten Substanzen im Blut befinden, die zu Schäden führen können. Bei der Blutplasmareinigung wird dem Körper dazu verholfen, sich von diesen schädlichen Stoffwechselprodukten, Toxinen und krankhaften Eiweißen zu befreien. Dadurch können das Immunsystem und der Stoffwechsel in ihr Gleichgewicht zurück gebracht werden.

Während der Anwendung ist der Patient an ein sog.s Apheresegerät angeschlossen, durch das das Blut geleitet wird. Somit wird das Blut außerhalb des Körpers ‚gereinigt'. Pro Sitzung werden insgesamt ca. 3.000 Milliliter Blut gereinigt, was eine Behandlungszeit von 80 bis 120 Minuten erfordert und abhängig ist von der individuellen Plasmaflussrate und dem Plasmavolumen.

Das bekannteste Verfahren einer Blutreinigung ist als Dialyse bekannt. Hierbei übernimmt das Dialysegerät die Funktion der erkrankten Nieren und befreit das Blut von toxischen Stoffen.

Bei der Apherese erhält der Patient zwei Zugänge über die Venen. Über den einen Zugang wird Blut entnommen, durch das Apheresegerät geführt und anschließend durch den zweiten Venenzugang dem Körper wieder zurückgeführt. Die Apherese gilt weitgehend als nebenwirkungsfrei. Die jeweils benötigte Anzahl der Sitzungen ist abhängig von der Schwere der Erkrankung. Viele Patienten berichten von Besserungen nach der fünften Anwendung.

Die Kosten einer Apherese betragen pro Sitzung nicht selten über 1.000 Euro. Obwohl die Apherese in zahlreichen Ländern anerkannt ist, erfolgt in Deutschland die Kostenübernahme durch Krankenkassen indikationsabhängig. Meistens steht den Patienten eine nervenaufreibende Auseinandersetzung mit der Krankenkasse bevor. Erfahrungsgemäß sind die Kosten meistens selbst zu tragen.

Aschner-Verfahren
Der Gynäkologe Bernhard Aschner (1889-1960) gilt als einer der Vorreiter von Ausleitungsverfahren. Er entwickelte bereits zu seiner Zeit eine Kombinationstherapie, die verschiedene ausleitende Verfahren miteinander kombinierte. Dabei wendete er die traditionellen Methoden von Hildegard von Bingen an wie den Aderlass und das Schröpfen. Zusätzlich ergänzte er auch das Cantharidenpflaster, die Blutegelbehandlung, das Baunscheidtieren und Darmableitungen.

Durch die Kombination dieser verschiedenen Verfahren erreichte er die Ausleitung von schädlichen Giftstoffen und Stoffwechselprodukten.

Neben den äußerlich wirkenden Ausleitungstherapien integrierte er auch Methoden, die innerlich wirkten und somit die Ausleitung und die Organfunktionen verbesserten. Damals gehörte insbesondere der Einlauf zu diesen intern wirkenden Verfahren.

Ayurveda
Ayurveda ist eine traditionelle indische Heilkunst, die bereits vor 4.000 Jahren entwickelt wurde und heute zu den ältesten bekannten Heilverfahren zählt.

Bei Ayurveda wird mithilfe von pflanzlichen Ölen behandelt, indem Ölmassagen, Ölgüsse, Ölziehen, Öleinläufe und sogar das Trinken von Öl in Form von Ghee (geklärte Butter) durchgeführt wird. Dieses wirkt sich nicht nur positiv auf das Hautbild aus, sondern auch die inneren Schleimhäute werden unterstützt und das belastete Gewebe wird gereinigt.

Das Ölziehen wird im Ayurveda Gandusha genannt und ist vergleichbar mit dem Ölziehen, wie es im weiteren Verlauf dieses Kapitels vorgestellt wird.

Ayurveda-Experten gehen davon aus, dass durch die Ölanwendungen Toxine mobilisiert werden können. Ölanalysen von verschiedenen Patienten haben schon mehrfach den Entgiftungseffekt gezeigt, indem entsprechende Schadstoffbelastungen in dem Öl, das nach der Ayurvedaanwendung untersucht wurde, festgestellt werden konnten.

Ayurveda hat sich in den letzten etwa 10 Jahren zu einer beliebten Anwendungsform in Wellness und Gesundheitszentren entwickelt. Hier gibt es allerdings gravierende Qualitätsunterschiede, die man berücksichtigen sollte.

Bärlauch

Bärlauch wird aufgrund seines Geruchs und seiner Inhaltsstoffe auch als Wilder Knoblauch oder Waldknoblauch bezeichnet. Er wächst auf dem gesamten europäischen Kontinent vorzugsweise in feuchten Mischwäldern. Optisch ist er dem Maiglöckchen äußerst ähnlich, so dass es hier leicht zu gefährlichen Verwechslungen kommen kann. Seit einigen Jahren hat der Bärlauch eine kulinarische Renaissance erlebt und ist aufgrund seines intensiven Geschmacks bei Fernseh- und Hobbyköchen äußerst beliebt geworden. Sie verwenden Bärlauch zum Würzen von Frischkäse, Quark, Gemüse und Salaten. Auch als vegetarischer Brotaufstrich ist er äußerst beliebt.

Dass der Bärlauch allerdings über hervorragende gesundheitsfördernde Eigenschaften verfügt, wird in diesem Zusammenhang oft vergessen. Somit fördern viele der Bärlauchgenießer ganz unbewusst ihre Gesundheit.

Zu therapeutischen Zwecken wird Bärlauch mittlerweile besonders in der Entgiftung eingesetzt. Dabei wird er in der Kombination mit Koriander und Chlorellaalgen verwendet und ist in dieser Konstellation auch als ‚Entgiftungstherapie nach Dr. Klinghardt' bekannt geworden.

Bärlauch enthält Alliin und andere schwefelhaltige Verbindungen, die für eine Entgiftung äußerst wertvoll sind. Zwar haben auch Zwiebeln und Knoblauch einen Anteil an schwefelhaltigen Verbindungen, aber der Gehalt im Bärlauch ist um ein Vielfaches höher. Während Knoblauch 1,7 g Schwefel pro 100 g enthält, verfügt Bärlauch über 7,8 g pro 100 g. Somit gilt der Bärlauch als die schwefelhaltigste Pflanze Europas.

Durch die schwefelhaltigen Inhaltsstoffe ist Bärlauch in der Lage, Schwermetalle (insbesondere Quecksilber, Blei und Cadmium) aus dem Bindegewebe zu mobilisieren und sie mithilfe von Chlorellaalgen über die Leber und den Darm aus dem Körper auszuscheiden.

Somit hat Bärlauch eine vergleichbare Wirkung wie DMPS, nur wesentlich schonender. Obwohl Bärlauch als viel harmloser gilt als die bekannten Chelatbildner, so kann es bei einer zu hohen Dosierung auch zu unerwünschten Reaktionen kommen. Nach meiner Erfahrung sollte die individuelle Verträglichkeitsgrenze ausgetestet werden. Dies kann beispielsweise in Form von kinesiologischen Austestungen in Verbindung mit intensiver Beobachtung der körperlichen Reaktionen erfolgen. Sobald die Symptome zu stark auftreten, sollte die Dosierung unbedingt reduziert werden.

Die Darreichungsform wird sehr unterschiedlich diskutiert und schwankt von wenigen Tropfen zu Beginn bis hin zu täglich 50 Tropfen. Besprechen Sie die Dosierung unbedingt mit Ihrem Therapeuten.

Bärlauch gibt es nicht nur als Tinktur, sondern auch als Frischblattkapseln. Man kann ihn natürlich auch als Frischpflanze in einem Salat oder einer Suppe verzehren, allerdings ist dies aufgrund der wenigen Wochen, in denen der Bärlauch erntereif ist, meist ein zeitliches Problem.

Neben dem hohen Gehalt an Schwefelverbindungen verfügt Bärlauch auch über einen hohen Vitamin C-Anteil und wertvolle ätherische Öle.

Baunscheidtieren

Das Baunscheidtieren ist ein Heilverfahren, das zur Ausleitung über die Haut angewandt wird und nach dem gleichnamigen Erfinder Carl Baunscheidt benannt ist. Er entwickelte 1884 den sog. Vitalisator, der auch als Lebenswecker, Schnäpper oder Nadelroller bezeichnet wird. Dieses Gerät besteht aus einem Handgriff und einer daran befestigten drehbaren Metallrolle, an deren Oberfläche sich ca. 40 kleine Stahlnadeln befinden. Die Enden dieser Nadeln sind mit winzig kleinen Widerhäkchen bestückt.

Der Therapeut verwendet den Vitalisator, indem er die mit den Nadeln bestückte Rolle die Haut an den zu behandelnden Körperregionen abrollt. Die Nadeln werden ein bis zwei Millimeter tief bis in die Lederhaut gepiekst. Bei diesem etwas schmerzhaften Vorgang wird die obere Hautschicht leicht geöffnet, aber es sollte kein Blut austreten. Durch diese oberflächliche Hautöffnung können Schadstoffe ausgeleitet werden.

Häufig rollt der Therapeut mit dem Lebenswecker rechts und links der Wirbelsäule entlang, aber auch an den Armen, Unterschenkeln, auf dem Brustkorb und dem Gesäß kommt dieser Nadelpiekser zum Einsatz.

Bevor die Haut abgerollt wird, reinigt der Therapeut diese gründlich mit Alkohol. Nachdem er etwa 20 Mal die betreffenden Hautregionen mit dem Lebenswecker behandelt hat, trägt er ein Baunscheidtöl auf. Dieses soll einen Reiz auf die geöffnete Hautoberfläche ausüben, damit sich in den nächsten Stunden und Tagen kleine Quaddeln, Bläschen und Pusteln bilden. Dieser künstliche Hautausschlag zeigt sich durch eine intensive Rötung und kann anfangs ein bisschen jucken. Er ist aber für den Behandlungserfolg entscheidend, weil über sie die sich im Gewebe befindlichen Stoffwechselschlacken ausgeleitet werden sollen. Außerdem werden über die Hautreflexzonen die inneren Organe angeregt.

Das verwendete Baunscheidtöl enthält in der Regel Histamin, so dass das Baunscheidtieren bei einer Histaminintoleranz nur in Ausnahmefällen angewandt werden sollte. Ohnehin ist es ratsam, vor der Behandlung einen Test an einer unauffälligen Hautstelle durchzuführen, um die Verträglichkeit zu überprüfen.

Baunscheidtieren ist im Laufe der letzten Jahrzehnte sehr in Vergessenheit geraten. Heute sind es überwiegend Heilpraktiker, die dieses Ausleitungs-verfahren überhaupt noch kennen.

Blutegeltherapie

Die Blutegeltherapie gehört zu den ältesten bekannten Heilmethoden und wird bereits seit mehreren Jahrtausenden für medizinische Zwecke eingesetzt. Aber auch in der Ayurvedatherapie kennt man Blutegel, denn selbst der indische Gott des Ayurveda Dhanvantari trägt einen Blutegel in einer Hand. Noch bis ins 19. Jahrhundert hinein war die Blutegeltherapie so populär, dass durch den intensiven Gebrauch der Blutegel deren Population dramatisch reduziert wurde und der Blutegel vom Aussterben bedroht war.

Seit jeher wird dieses Therapieverfahren den ausleitenden Verfahren zugeordnet, da es nicht nur entstauend und entzündungshemmend wirkt, sondern auch für die Ausleitung von Stoffwechselprodukten und Giftstoffen sorgt.

Ein Blutegel ist ein ca. 5 cm langes wurmartiges bräunlich gefärbtes Zwittertier, das zu den höherentwickelten Verwandten der Regenwürmer gehört. Er ernährt sich von menschlichem Blut und beißt sich an der Hautoberfläche von Menschen fest, um eine Blutmahlzeit zu erhalten. Eine einzige Mahlzeit reicht für ein bis zwei Jahre als Nahrungsquelle aus.

Egel leben überwiegend in sumpfigen und moorigen Gewässern, sowie in Flusstälern und pflanzenreichen Seen. Insgesamt sind 14 verschiedene Egelarten bekannt, von denen aber nur der Medizinische Blutegel (Hirudo medicinalis) für therapeutische Zwecke eingesetzt wird. Früher wurden die Blutegel ‚aus der freien Wildbahn' rekrutiert, indem man mit hochgekrempelten Hosenbeinen durch Gewässer watete, um sich absichtlich von Blutegeln beißen zu lassen. Heutzutage stammen die Blutegel aus Zuchtanstalten und werden den Therapeuten von dort aus zugeschickt.

Der für therapeutische Zwecke genutzte Blutegel wird ganz gezielt an bestimmten Körperstellen angesetzt, damit dieser an die menschliche Haut andockt. Man spricht bei diesem Vorgang zwar von einem Blutegelbiss, aber genau genommen ist dies ein Sägevorgang. Denn mit sternenförmig angeordneten Sägeleisten bohrt sich der Blutegel in die Haut, um seinen Blutsaugvorgang zu starten. Der Schmerz des Bisses ist vergleichbar mit einem Mückenstich oder dem Einstich einer Spritze.

Die Blutegel werden an den vom Therapeuten ausgesuchten Hautstellen angesetzt, so dass sie sich mit Blut voll saugen können. In der Regel ist der Blutegel nach dem Aufsaugen von 10 ml Blut gesättigt, so dass er nach etwa 30 Minuten von alleine abfällt. Abhängig von der Größe des Blutegels und seinem Hungergefühl kann der Saugvorgang auch mal bis zu 3 Stunden andauern. Wichtig ist, das automatische Abfallen des Egels abzuwarten, weil ein gewaltsames Entfernen zum Verbleib von Kieferteilen in der Wunde führen kann. Will man das automatische Beenden der Saugzeit dennoch nicht abwarten, so soll es möglich sein, den Blutegel durch das Beträufeln mit Alkohol, Salz oder Essig von der Haut abzulösen. Allerdings wird dies kontrovers diskutiert, weil es Befürchtungen gibt, der Blutegel könnte sich durch diese Maßnahmen erbrechen, so dass dadurch Erreger in die Blutbahn des Patienten gelangen würden.

Nach dem Abfallen des Blutegels blutet die geöffnete Hautstelle noch nach, wodurch weitere 40 ml bis 50 ml Blut ausgeleitet werden. Diese Nachblutung kann mehrere Stunden andauern und ist optisch nicht für jedermanns Augen geeignet. Der Wirkmechanismus der Blutegeltherapie wird auf die Injektion von bestimmten Blutegelwirkstoffen, die die Egel absondern, zurückgeführt. Hierbei handelt es sich hauptsächlich um die Substanzen Hirudin und Calin, durch die die Blutgerinnung gehemmt wird. Das Blut bleibt dadurch fließfähig, so dass die Wunde ca. 12 Stunden lang tropfenweise nachbluten kann. Man spricht aufgrund der Nachblutung auch von einem ‚sanften Aderlass'.

Da durch den Blutegel nicht nur Blut sondern auch Lymphflüssigkeit ausgeleitet wird, kommt es zu einer Aktivierung des Lymphstroms. Dadurch fließt gestaute Lymphe samt ihrer Ablagerungen ab und frische Lymphe kann nachfließen.

Auch wenn es nicht gerade appetitlich anzusehen ist, wenn in den nächsten Stunden das Blut aus der Wunde tropft, so sollte das Nachbluten dennoch nicht unterbrochen werden. Das Ausleiten des Blutes ist nämlich ein wichtiger Bestandteil der Blutegeltherapie und trägt zum Heilungsprozess als auch zur Wundreinigung bei.

An vielen Körperstellen ist es außerdem möglich, die blutenden Hautstellen mit einem aufsaugenden lockeren Verband zu versorgen, der jedoch die Blutung nicht unterdrückt. Bis das Verheilen der Wunden abgeschlossen ist, sollten diese regelmäßig vom Therapeuten kontrolliert werden. Die anfangs möglicherweise auftretenden Blutergüsse im Bereich der Bissstellen bilden sich innerhalb von wenigen Tagen wieder zurück. Die Bissstellen selbst verheilen in der Regel nach wenigen Wochen komplett und sind danach meistens gar nicht mehr zu erkennen oder nur durch kleine weiße Hautpünktchen sichtbar.

Die Anzahl der verwendeten Blutegel ist von verschiedenen Faktoren abhängig wie beispielsweise dem Alter des Patienten, dem Krankheitsbild und auch der Blutegelgröße. Als Faustregel gilt, dass bei akuten Erkrankungen mehr Blutegel angesetzt werden als bei chronischen Krankheiten. Während bei Erwachsenen je nach Indikation bis zu 8 Blutegel gleichzeitig verwendet werden, darf es bei Kleinkindern lediglich ein Egel sein.

Aus hygienischen Gründen werden die Blutegel nur einmal verwendet. Denn aufgrund der Gefahr, dass der Blutegel aufgenommene Erreger an den nächsten Blutswirt weitergibt, ist nur eine einmalige Verwendung der Blutsauger erlaubt.

Blutegel werden bei verschiedensten gesundheitlichen Beschwerden eingesetzt wie beispielsweise Tinnitus, Krampfadern, Arthrose, Herpes, Gicht und Venenleiden. In erster Linie soll die Blutegeltherapie dazu beitragen, Schmerzen zu lindern, aber auch lokale Fülle und Stauungszustände zu verringern.

Bei bestimmten Erkrankungen hat eine Blutegeltherapie zu unterbleiben wie unter anderem bei einer Blutanämie, Bluterkrankung, Immunschwäche, Hauterkrankung an der zu behandelnden Körperstelle, Magen- und Darmgeschwür, chronischer Erkrankung und bei der Einnahme von Blutverdünnungsmitteln wie Marcumar. Auch Personen mit einer Allergie auf die Inhaltsstoffe der Blutegelsekrete sollten alternative Heilverfahren wählen. Da die Sekrete auch Histamin enthalten, ist die Blutegeltherapie bei einer Histaminintoleranz ebenfalls nicht ratsam.

Interessanterweise wird der Blutegel mittlerweile nicht nur in der Naturheilkunde eingesetzt. Auch bei chirurgischen Eingriffen, bei denen es um rekonstruktive Operationen und Transplantationen geht, macht man sich die besonderen Speicheleigenschaften des Blutegels zunutze, die für einen besseren Heilungsverlauf sorgen sollen.

Brennkegelbehandlung

Das Setzen von Brennkegeln kommt, wie der Aderlass und das Schröpfen auch, aus dem Erfahrungsschatz von Hildegard von Bingen. Die Brennkegelbehandlung wird heutzutage eher selten eingesetzt und meistens von den Therapeuten durchgeführt, die sich auf Therapieverfahren von Hildegard von Bingen spezialisiert haben.

Durch die Brennkegel soll – ähnlich wie beim Schröpfen das Ausfließen von Lymphe erreicht werden. Hierfür wird die Haut an der jeweiligen Körperstelle zusammengerollt und mit einem glimmenden Stück Leinenstoff kurz angesengt. Die hierdurch entstandene Brandwunde wird mit einer speziellen Wundauflage für bis zu 12 Wochen offengehalten, so dass ein künstlich erzeugtes Geschwür entsteht. Dieses Geschwür soll dann in der Lage sein, die Giftstoffe aus dem Körper auszuleiten.

Cantharidenpflaster

Das Cantharidenpflaster ist heutzutage etwas in Vergessenheit geraten, obwohl es bereits vor über 2.500 Jahren angewendet wurde. Das Verfahren des Cantharidenpflasters wird im Gegensatz zu Ausleitungsverfahren, in denen Blut involviert ist, auch als ‚weißer Aderlass' bezeichnet.

Man erreicht mit diesem Pflaster eine lokale Entgiftung, die über die Haut erfolgt. Hierfür wird das Pflaster auf der Haut angebracht, so dass eine starke Hautreizung provoziert wird, aus der sich anschließend eine mit Lymphe gefüllte Blase bilden kann. Diese Blase ist ähnlich wie eine

Brandblase, die nässt und aus der Krankheitsstoffe und Entzündungsserum heraustritt. Während bei einer Brandblase auch tiefer liegende Hautschichten geschädigt werden, kommt es bei dem Cantharidenpflaster nur zum Absterben der obersten Hautschicht, so dass keine Narben zurückbleiben sollen.

Das Pflaster verbleibt bis zu 16 Stunden auf der Haut, erst dann ist die prall gefüllte Blase zu sehen.

Als Basis für das Pflaster wird eine Paste angewendet, die aus pulverisierten Canthariden hergestellt wird. Dieses Pulver wird aus dem sog. Cantharidenkäfer hergestellt, der auch als Spanischer Käfer oder Spanische Fliege bezeichnet wird und in Wüstengebieten lebt. Sie enthalten den Stoff ‚Cantharidin', der als sehr giftig gilt, sobald er innerlich eingenommen wird.

Die Anwendungsgebiete des Cantharidenpflasters sind sehr vielfältig und werden von naturheilkundlichen Behandlern u. a. eingesetzt bei rheumatischen, arthritischen und neuralgischen Schmerzen. Bei Gicht, Entzündungen im Kopf- und Halsbereich und Mittelohrentzündungen wird es häufig verwendet.

Chelattherapie
Diese Therapieverfahren würde ich als die Königsklasse der Ausleitungsverfahren bezeichnen. Sie wirken sehr tiefgreifend und gehören unbedingt in erfahrene therapeutische Hände.

Unter einer Chelattherapie versteht man den Einsatz von chelatbildenden Substanzen wie EDTA, DMSA und DMPS. Sie sind synthetisch hergestellte Chelatbildner, im Gegensatz dazu gibt es auch natürlich chelatierende Substanzen, die aus verschiedenen Pflanzen bestehen wie u. a. Knoblauch, indischer Senf und Chlorella Algen.

Die Verabreichung der synthetischen Chelatbildner ist leider nicht ohne Risiko und sollte auch nur bei entsprechend chronischer Intoxikation erfolgen. Besonders von auftretenden Nierenschädigungen wird immer mal wieder berichtet, meistens dann, wenn der Patient bereits entsprechende Vorschädigungen hatte.

Auch von vereinzelten Todesfällen wurde in der Vergangenheit immer mal wieder berichtet. Diese traten nach heutigen Erkenntnissen meist dann auf, wenn die Dosierung zu hoch und die Infusionsdauer viel zu kurz war. In diesen Fällen wurden folglich in zu kurzer Zeit zu große Mengen Schwermetalle mobilisiert, die die Nieren komplett überforderten und mit Nierenversagen reagierten. Mit zunehmender Erfahrung und damit einhergehendem vorsichtigerem Umgang mit Chelatbildnern kommt es mittlerweile zu deutlich weniger dramatischen Zwischenfällen.

Trotzdem sind aufgrund der bekannten möglichen Nebenwirkungen einige Fachleute der Meinung, dass die Chelatbildner nur in akuten Situationen verwendet werden sollten. Unbestritten ist hingegen, dass die Chelatbildner – und hier in erster Linie DMSA und DMPS – als lebensrettend wirken, wenn akute oder schwere Schwermetallvergiftungen vorliegen.

Sicherlich ist eine Nutzen-Risiko-Abwägung und die individuelle Konstitution des Patienten entscheidend, ob eine Chelattherapie verabreicht werden sollte oder nicht.

Bei schweren und akuten Vergiftungen überwiegt in der Regel jedoch der Nutzen, so dass bei diesen Patienten die Verabreichung von Chelatbildnern lebensrettend wirken können. Selbst Therapeuten, die eigentlich eher für sanftere Entgiftungsmaßnahmen plädieren, sehen bei schweren Intoxikationen zu den Chelatbildnern keine Alternative. Meist wird in diesen Fällen DMSA oder DMPS gewählt.

Chelatbildner sind in der Lage, unlösliche Stoffe einzuhüllen und sie in eine lösliche Form umzuwandeln. Auf diese Weise können Schwermetalle aufgeschlossen werden, so dass sie über die Entgiftungsorgane ausgeschieden werden können. Die Bindung eines Metalls durch einen Chelatbildner bezeichnet man als Chelation. Hauptsächlich werden durch Chelatbildner radioaktive Substanzen, aber auch Metalle wie Quecksilber, Blei, Cadmium, Aluminium, Nickel, Arsen, Kobalt und Antimon ausgeleitet.

Chelatbildner binden allerdings nicht nur Schwermetalle, sondern schwemmen auch wichtige Mineralstoffe, Vitalstoffe und Spurenelemente aus dem Körper. Aus diesem Grund ist es ganz wichtig, den Körper schon einige Tage (oder besser noch Wochen) vor und nach der Chelattherapie ausreichend mit diesen Nährstoffen zu versorgen.

Die Chelattherapie kann ambulant durchgeführt werden oder stationär in entsprechenden Umweltkliniken. In der Regel erfolgen die Therapien als Infusion, es gibt aber auch einige Präparate in Kapselform. Die Dosierung wie auch die Anzahl der Infusionen ist immer abhängig von dem Schweregrad der Schwermetallbelastung. An den Tagen der Ausleitung sollte auf die Einnahme von Mineralstoffen und Vitaminen verzichtet werden, um die Bindungskapazität der Chelatbildner nicht zu beeinträchtigen.

Auch wenn dies sehr kontrovers diskutiert wird, so sollen Chelatbildner dennoch sehr erfolgreich auch bei Durchblutungsstörungen der Beine, Halsschlagader und Herzkranzgefässe eingesetzt werden können. So konnte lt. erfahrener Chelattherapeuten schon so manche Bypassoperation vermieden werden.

Chlorella-Algen (pyreniodosa oder vulgaris)

Chlorellaalgen sind Süßwasseralgen und werden bereits seit vielen Jahren zur Ausleitung von Schadstoffen verwendet. Besonders bei Belastungen mit Quecksilber, Blei, Nickel, Arsen, Chrom und Cadmium kommen sie häufig zum Einsatz. Diese Schadstoffe werden von den Chlorellaalgen im Darm gebunden und über den Darmausgang ausgeschieden. Die körpereigene Entgiftung wird auch im übrigen Organismus verbessert, indem es zu einer Steigerung der Enzymaktivität im Entgiftungsstoffwechsel kommt.

Chlorellaalgen werden häufig in Kombination mit Chelatbildnern eingenommen, da sie im Darm die mobilisierten Schadstoffe binden können. Es wird empfohlen, die Algen über den Tag verteilt einzunehmen. Interessanterweise treten bei den meisten Patienten die geringsten Nebenwirkungen auf, wenn sie die Algen hoch dosieren und zwar täglich bis zu 50 g. Die Einnahme erfolgt immer nach dem Essen und vor dem Zubettgehen.

Chlorellaalgen sind einzellige Mikroalgen und gehören zu den ältesten Pflanzen unseres Planeten. Aufgrund ihrer Größe von bis zu 8 μ sind sie nur mikroskopisch erkennbar. Sie bestehen zu 60% aus Eiweiß und verfügen über 19 wertvolle Aminosäuren und weitere Nährstoffe wie Vitamine sowie eine besondere Kombination von Nukleinsäure und Chlorophyll.

Überwiegend wird die Chlorella pyrenoidosa verwendet, deren sekundärer

Pflanzenstoff Sporopollenin besonders intensiv entgiftet. Eine sanftere Entgiftung wird der Chlorella vulgaris nachgesagt, weil sie eine dünnere Zellwand hat.

Da Chlorella-Algen aufgrund ihrer Affinität zu Schwermetallen in belasteten Wässern mit Schadstoffen konfrontiert werden und diese verinnerlichen, sollte man beim Erwerb der Algen unbedingt auf deren Herkunft und damit Reinheit achten. Denn werden dem ohnehin schon mit Schwermetallen belasteten Patienten zusätzlich belastete Alten verabreicht, wirkt diese Behandlungsform natürlich völlig kontraproduktiv.

Besonders wertvoll sind Algen aus natürlicher Umgebung mit sauberem Wasser, viel Sonnenlicht und reiner Luft. Luftverschmutzende Industrien, Flugverkehr und starker Autoverkehr sollten möglichst weit entfernt liegen, so dass auch keine Verunreinigung über die Luft erfolgen kann. Am sichersten wird man schließlich sein, wenn der Hersteller die produzierten Chargen vor seiner Auslieferung auf eventuelle Schadstoffe hin untersucht. Viele der Chlorellalgen werden in künstlichen Zuchtbecken herangezogen, aber es gibt auch Anbieter, die ihre Algen aus sog. Wildanbau beziehen. Diese verfügen über höhere Chlorophyllwerte als die künstlich gezüchteten Algen.

Während Meeresalgen oft über hohe Jodanteile verfügen, beinhalten die Süßwasser-Chlorella-Algen meistens gar keine Jodmengen und können somit in der Regel bedenkenlos bei Schilddrüsenerkrankungen verwendet werden.

Clark-Ausleitung

Dr. Hulda Clark ist vielen Menschen ein Begriff, die sich mit Verfahren beschäftigen wie der Leberreinigung nach Dr. Clark, Zapper nach Dr. Clark oder Parasitenreinigung nach Dr. Clark.

Darüber hinaus gibt es auch ein Ausleitungsverfahren, das nach ihr benannt wird und auf der Basis der beiden körpereigenen Aminosäuren Aspartinsäure und Lysin arbeitet. Diese Methode geht davon aus, dass diese Aminosäuren in 10 verschiedenen Blutkörperchen wie u. a. den Granulozyten und Lymphozyten vorhanden sind. Diejenigen Blutkörperchen, die diese beiden Aminosäuren nicht in sich tragen, würden stattdessen Quecksilber oder Thallium enthalten.

Dr. Hulda Clark ergänzte die Entgiftung mit diversen Verfahren. Insbesondere die Nieren- und Leberreinigungsprogramme sowie die Parasitenbeseitigung hielt sie für wichtige Grundlagen, um den Körper effektiv zu entgiften. Sie riet stets dazu, zunächst die Entgiftungsorgane zu unterstützen und Blockaden zu beseitigen und erst anschließend die Schadstoffausleitungen durchzuführen. Eines ihrer favorisierten Verfahren war zweifelsohne die Leberreinigung, die Sie in diesem Buch im gleichnamigen Kapitel nachlesen können.

Cutler-Ausleitung

Die Cutler-Ausleitung ist nach dem Entwickler Dr. rer. nat. PA Andrew Cutler benannt, einem kalifornischen Chemiker, der seinerzeit selbst von einer Quecksilbervergiftung betroffen war. Vor seiner Erkrankung war er viele Jahre als Wissenschaftler in der Luft und Raumfahrt beschäftigt. Auf der Basis seines beruflichen Wissens als Chemiker und seiner Zugangsmöglichkeiten zu wissenschaftlichen Informationen entwickelte er das Cutler-Protokoll, nach dem er selbst wieder gesundete.

Nach der Erfahrung von Dr. Cutler lässt sich Quecksilber am besten ausleiten, indem eine Kombination von DMSA und Alpha-Liponsäure gewählt wird. Dabei werden die Präparate in eng aufeinanderfolgenden Abständen in oraler Form eingenommen. Anfangs wird alle 4 Stunden jeweils 50 mg DMSA eingenommen in Verbindung mit Alpha-Liponsäure, die alle 3 bis 4 Stunden mit jeweils 25 bis 50 mg eingenommen wird.

Es ist wichtig, dass die Einnahme nicht nur tagsüber erfolgt, sondern auch nachts fortgesetzt wird. Denn Cutler geht davon aus, dass sonst die Gefahr besteht, dass sich die Schwermetalle lediglich umverteilen, aber nicht ausgeleitet werden. Daher ist es seiner Erfahrung nach wichtig, mindestens 4 Tage und 3 Nächte lang die Entgiftung durchgehend nach dem o.g. Zeitablauf anzuwenden.

Anstatt DMSA kann auch DMPS verwendet werden. Die Einnahmezeit beträgt allerdings nicht alle 4 Stunden, sondern nur alle 8 Stunden.

Dieses Einnahmeschema nach Cutler soll 4 bis 14 Tage lang durchgeführt werden, danach für ebenfalls 4 bis 14 Tage unterbrochen und anschließend die DMSA und Alpha-Liponsäure Einnahme wiederholt werden.

Wer weder DMSA noch DMPS einnehmen möchte, kann das Einnahmeschema auch ausschließlich mit Alpha-Liponsäure durchführen. Zwar dauert die Ausleitung dann wesentlich länger, aber sie funktioniert trotzdem.

DMPS (Sodium 2,3dimercaptopropanelsulfonate)

DMPS gehört neben DMSA und EDTA zu den Chelatbildnern, die sehr effektiv entgiften und unbedingt nur von erfahrenen Therapeuten verwendet werden sollten.

DMPS wird als das Entgiftungsmittel gesehen, das Quecksilber und Kupfer am effektivsten ausleitet. Dabei entgiftet DMPS die Schadstoffe in einer ganz bestimmten Reihenfolge, indem Zink an erster Stelle steht und erst danach Zinn, Kupfer, Arsen und danach erst Quecksilber und Blei gebunden werden.

Dies erklärt auch dieses immer wieder auftretende Phänomen, bei dem viele Patienten einen auffallend hohen Kupferwert nach einer DMPS-Ausleitung aufweisen und der Quecksilberwert völlig unauffällig ausfällt. Diese Werte führen unerfahrene Therapeuten leicht in die Irre und führen zu Fehldiagnosen. Ein überaus hoher Kupferwert ist in der Regel ein ganz deutlicher Hinweis darauf, dass im Körper noch große Quecksilberdepots schlummern. Diese werden erst bei weiteren durchgeführten Ausleitungen mit Chelatbildnern gebunden.

Da DMPS neben den Schwermetallen auch Mineralstoffe und Spurenelemente ausleitet, ist es wichtig, vor der DMPS-Injektion einen entsprechenden Statuts anhand einer Blutentnahme vorzunehmen. Wird ein Mangel festgestellt, muss dieser zunächst behoben werden, bevor DMPS verabreicht wird.

DMPS wird meistens als Injektion oder Infusion gegeben. Es sind zwar auch Kapseln verfügbar, diese sollen allerdings nicht so wirksam sein wie die ‚Flüssigvariante'.

DMPS ist zwar eines der effektivsten verfügbaren Entgiftungsmittel überhaupt, aber auch dieses Mittel hat seine Grenzen. So ist es nicht in der Lage, intrazellulär zu wirken und die Blut-Hirn-Schranke zu passieren, so dass mit DMPS nicht das Gehirn entgiftet werden kann.

Noch bis vor wenigen Jahren war DMPS quasi der letzte Ausweg, um eine Schwermetallvergiftung erfolgreich zu behandeln. Bevor man zu DMPS griff, versuchte man in den meisten chronischen Fällen zunächst, die Schwermetalle mithilfe anderer Mittel auszuleiten. Denn zu groß war die durchaus berechtigte Angst vor unerwünschten Nebenwirkungen, die durch DMPS auftreten können. Da man mittlerweile viel Erfahrung hinzugewonnen hat, treten diese Reaktionen nicht mehr in der Häufigkeit wie noch vor einigen Jahren auf.

Dennoch sollten sich die Anwender als auch die Patienten darüber bewusst sein, dass DMPS ein sehr stark wirkendes Arzneimittel ist, das nicht gänzlich ohne Nebenwirkungsrisiken verwendet werden kann. Personen mit einer eingeschränkten Nierenfunktion sollten daher auf andere Entgiftungsmittel ausweichen. Auch für Patienten mit Multipler Sklerose und anderen Autoimunerkrankungen sollten andere Präparate gewählt werden.

Der Zeitraum zwischen den einzelnen DMPS-Verabreichungen richtet sich nach dem Schweregrad der Vergiftung und dem körperlichen Zustand des Patienten. Anfangs wird bei schweren Intoxikationen mehrmals wöchentlich DMPS gegeben und mit zunehmender Verbesserung des Gesundheitszustandes werden die Zeiträume immer weiter ausgedehnt. Ist zunächst noch eine DMPS-Spritze pro Monat erforderlich, so reicht mit der Zeit oft eine Spritze im Abstand von 6 Monaten.

Ursprünglich wurde DMPS in China entwickelt, manche Literaturangaben verweisen darauf, dass es im Jahr 1957 ursprünglich für russische Minenarbeiter entwickelt wurde. Jedenfalls wird es seit vielen Jahrzehnten sehr intensiv in Russland eingesetzt, wenn Minenarbeiter Schwermetallvergiftungen aufweisen. Neben Quecksilber, Cadmium, Blei und Kupfer werden auch Arsen, Silber und Zinn gebunden.

Die Ausscheidung der Schwermetalle erfolgt anschließend über die Nieren, so dass DMPS nur bei Patienten mit gesunden Nieren eingesetzt werden darf.

In der Regel wird DMPS intravenös verabreicht, es kann aber auch oral eingenommen werden. Je nach Schweregrad der Schermetallvergiftung können die durchschnittlich verabreichten Dosierungen jedoch zu hoch sein, so dass Patienten mit einer schweren Vergiftung lt. Dr. Daunderer lediglich an den Ampullen schnüffeln sollten. Nach seinen Erfahrungen kann auch dies schon zur Entgiftung beitragen.

Abhängig von der individuellen Konstitution des Patienten und der Intensität der Schwermetallvergiftung werden in regelmäßigen Abständen DMPS-Injektionen verabreicht. Meistens liegen mehrere Wochen zwischen den einzelnen Injektionen, damit in der Zwischenzeit die auszuleitenden Schwermetalle über das osmotische Gefälle nachrücken und mit der nächsten Injektion greifbar werden.

Da durch DMPS vorübergehend hohe Mengen an Schwermetallen gelöst werden und über die Nieren ausgeschieden werden müssen, ist es äußerst wichtig, viel Wasser zu trinken. Die Ausleitung erfolgt auch über den Darm, so dass unbedingt auch Bindemittel wie Chlorellaalgen, medizinische Kohle, Heilerde oder Zeolith eingenommen werden sollten.

DMSA (Dimercaptobernsteinsäure)

DMSA ist einer der wichtigsten Chelatbildner und gehört mittlerweile zu den bevorzugten Mitteln, um Schwermetallvergiftungen zu behandeln. Im Gegensatz zu DMPS treten in der Regel deutlich weniger Nebenwirkungen auf und es hat ein geringeres Allergiepotential. Außerdem ist DMSA in der Lage, die Blut-Hirn-Schranke zu durchschreiten, um das Gehirn zu entgiften.

DMSA wird in Kapselform hergestellt in einer Dosierung mit je 50 mg, 100 mg oder 200 mg. Es gibt aber auch DMSA-Infusionen, die möglicherweise noch effektiver entgiften als die Kapseln.

Zu den Dosierungen gibt es sehr unterschiedliche Empfehlungen. Grundsätzlich richtet sich die Dosierung nach dem Vergiftungsgrad, dem Körpergewicht und dem gesamten Gesundheitszustand des Patienten. In einer Umweltklinik wird die Dosierung so gehandhabt, dass beispielsweise ein Patient mit einem Gewicht von 55 kg eine DMSA-Menge von 550 mg erhält. Das entspricht also einer Dosierung von 10 mg DMSA pro 1 kg Körpergewicht.

Andere Therapeuten geben den Patienten an drei hintereinanderfolgenden Tagen im Abstand von mehreren Stunden jeweils 100 mg DMSA auf nüchternen Magen. Nach diesen drei Tagen folgt eine elftägige Pause, in der die Mineralstoffe und Spurenelemente wieder aufgefüllt werden.

Die Ausleitungsfähigkeit von DMSA wird nicht nur zur Therapie genutzt, sondern auch zur Diagnostik. Weitere Informationen erhalten Sie im Kapitel ‚Diagnose einer Schwermetallvergiftung'.

DMSA ist verschreibungspflichtig und wird von einigen Apotheken hergestellt oder ist alternativ rezeptfrei im Ausland erhältlich.

EDTA (EthylenDiaminTetraAcetat)

EDTA gehört wie DMSA und DMPS zu den synthetischen Chelatbildnern und wurde erstmals 1948 angewandt, als bei zahlreichen Matrosen beim Streichen mit bleihaltigen Farben Bleivergiftungen festgestellt wurden.

Man nutzte damals die Fähigkeit des EDTAs, das durch das Einatmen der bleihaltigen Farbdämpfe aufgenommene Blei zu binden und aus dem Körper auszuleiten. Man stellte fest, dass sich das Allgemeinbefinden der Patienten durch die EDTA-Anwendung deutlich verbesserte.

Inzwischen sind die Erfahrungen mit EDTA-Ausleitungen sehr umfangreich geworden, so dass man mittlerweile wesentlich klarer die individuellen Dosierungen festlegen kann. Während in den USA in den 1950er und 60er Jahren die EDTA-Therapien sehr intensiv betrieben wurden, gelangte sie erst viele Jahre später auch nach Deutschland. Mittlerweile gibt es hier zahlreiche Therapeuten, die sich auf diese Behandlungsform spezialisiert haben.

Geht es nach dem bekannten Toxikologen Dr. Daunderer, so ist die Anwendung mit EDTA mit vielen Nebenwirkungen behaftet. In seinen Veröffentlichungen warnt er geradezu vor der Ausleitung mit EDTA.

Im Laufe der vielen Jahre habe ich mehrfache EDTA-Infusionen erhalten und habe keinerlei negative Erfahrungen gemacht. Ich habe allerdings festgestellt, dass die Schwermetalle durch die DMPS und DMSA-Ausleitungen wesentlich effizienter waren. Die bei diesen beiden Verfahren gemessenen Werte waren in der Regel immer deutlich über den referenzüberschreitenden Grenzwerten, bei den EDTA-Infusionen hingegen kam es meistens nicht zu labortechnischen Auffälligkeiten.

Elektrolyse-Fußbad
Elektrolyse-Fußbäder sind in den letzten 5 Jahren zu einem beliebten Entgiftungsverfahren bei Heilpraktikern geworden. Hierbei handelt es sich um eine elektrophysikalische Methode, die bis auf die Zellebene wirken soll.

Bei den Elektrolyse-Fußbädern gibt es inzwischen viele verschiedene Anbieter mit großen Qualitätsunterschieden. Da in der Vergangenheit vielfach qualitativ schlechte Produkte zu völlig überhöhten Preisen auf Kaffeefahrten regelrecht verschleudert wurden, ist das Elektrolyse-Fußbad leider immer mal wieder in Misskredit geraten.

Auch die diversen Diskussionen über das Für und Wider dieser Anwendungen haben nicht unbedingt für einen guten Ruf gesorgt.

Betrachtet man jedoch seriös erstellte Literatur und befragt erfahrene Therapeuten, so zeigt sich mit dem Elektrolyse-Fußbad ein sehr sinnvolles Gerät, um die Entgiftung und Entschlackung zu unterstützen. Mittlerweile konnten entsprechende Nachweise durch verschiedene Methoden aus der Naturheilkunde wie Dunkelfeldmikrokopie, Elektroakupunktur nach Voll, Bioresonanz, Kinesiologie oder Vegatest erbracht werden. Hierbei wurden jeweils Vorher-Nachher-Messungen vorgenommen.

Studien konnten mittlerweile belegen, dass durch ein Elektrolyse-Fußbad Schwermetalle mobilisiert und vermehrt über die Nieren ausgeschieden werden können. Die Hauptausscheidungen erfolgen in den ersten sechs bis zehn Stunden nach der Anwendung.

Die Behandlungsdauer dauert etwa 30 Minuten. Während der Anwendung sitzt man bequem und entspannt auf einem Stuhl oder Sessel und badet die Füße im lauwarmen, hydrogalvanischen Fußbad, dem zuvor eine spezielle Salzlösung zugegeben wurde.

Während der Anwendung verfärbt sich die Wasserfarbe. Das anfangs klare Wasser wird zunehmend trüber und ist am Ende der Sitzung meistens braun, grün oder sogar tief schwarz. Je stärker die Schadstoffbelastung, desto dunkler wird in der Regel das Wasser. Im Umkehrschluss bedeutet dies jedoch nicht, dass bei einem hellen Wasser keine Belastung vorliegt. Hier wird erst im weiteren Verlauf von mehreren Anwendungen die Ausscheidung aktiviert, so dass die Verfärbung des Wasser mit jeder Sitzung zunimmt. Die Verfärbung des Wassers wird auf oxidative Prozesse zurückgeführt, die auf der Grundlage der Elektrolyse bzw. des galvanischen Stroms entsteht.

Elektrolyse bedeutet Spaltung durch Strom, und diese elektrischen Ströme sorgen dafür, dass die Elektronenverfügbarkeit im Körper erhöht wird. Das hat den positiven Effekt, dass Schadstoffe im Körper neutralisiert werden können, weil diese nur so lange aggressiv sind, wie ihnen Elektronen fehlen. Nach dem Einschalten wird über den Ionengenerator eine Elektrolyse begonnen. Dadurch wird das Badewasser ionisiert und stellt somit Negative und Positive Ionen zur Verfügung.

Je nach Art der Ausscheidung verfärbt sich nicht nur das Wasser, sondern es kommt auch zu auffallenden Geruchsentwicklungen. So kann es durchaus sein, dass auch bei einem mehrjährigen Ex-Raucher die Raumluft nach der Anwendung nach Nikotin riecht.

Die Wirkung der Elektrolyse-Fußbades wird grundsätzlich als angenehm empfunden. Um die Wirkung so effektiv wie möglich zu erzielen, sollte man vor, während und nach der Anwendung insgesamt mindestens 2 Liter Wasser trinken. Außerdem ist es sinnvoll, die Ausscheidungsorgane mit entsprechenden Präparaten zu unterstützen.

Die Anwendung des Elektrolyse-Fußbads wird kurweise für jeweils bis zu 15 Sitzungen im Rhythmus von 1 bis 2 Wochen empfohlen. Nach einer Pause von etwa 8 Wochen kann dann die nächste Kur durchgeführt werden. Besonders bei älteren Personen ist von einer häufigeren Anwendung abzuraten.

Bei einer Schwermetallbelastung kann das Elektrolyse-Fußbad begleitend zu anderen Ausleitungsmethoden eingesetzt werden. Nach bisherigen Erkenntnissen werden insbesondere Schwermetalle wie Blei, Aluminium, Silber, Titan, Barium und Nickel ausgeschieden, während man im Urin kaum Quecksilber, Palladium und Cadmium messen konnte.

Da es durch die Elektrolyse auch zu einer Ausscheidung wichtiger Vitalstoffe kommt, sollten diese nach der Anwendung ausreichend wieder aufgefüllt werden. Insbesondere betrifft dies Magnesium, Eisen, Zink, Mangan, Kalzium und Chrom. Mit dem Verzehr einer basischen Mineralienmischung kann man den durch den Ausscheidungsprozess möglicherweise kurzfristig auftretenden Mineralverlust ausgleichen.

Die Anwendung des Elektrolyse-Fußbades sollte nicht erfolgen bei Personen mit Epilepsie, Herzschrittmacher oder Metallimplantaten. Auch bei Schwangeren und Patienten nach einem Schlaganfall oder Herzinfarkt sollte man von der Anwendung absehen.

Entgiftungspflaster

Entgiftungspflaster sind erst seit wenigen Jahren in Deutschland erhältlich und werden hauptsächlich auf der Basis von Bambus hergestellt. In Japan werden sie schon seit vielen Jahren erfolgreich eingesetzt, um gesundheitliche Verbesserungen zu erzielen.

Mittlerweile werden diese auch als Detoxpflaster oder Vitalpflaster bezeichneten Pads von vielen verschiedenen Herstellern angeboten. Dabei sind mitunter große Qualitätsunterschiede zu beobachten. Als die effektivsten Pflaster sollen diejenigen auf der Basis von Bambusessig sein.

Grundsätzlich können Entgiftungspflaster auf beliebige Körperstellen geklebt werden, wo sie in der Regel über Nacht wirken sollen. Da die entgiftende Wirkung besonders effektiv an den Körperteilen sein soll, die zum Schwitzen neigen, hat sich das Pflasteraufkleben auf die Fußsohlen am besten bewährt. Somit klebt man je ein Pflaster auf beide Fußsohlen und entfernt sie erst am nächsten Morgen.

Die Hersteller beziehen die effektive Wirkung über die Fußsohlen darauf, dass der Körper gemäß der Traditionellen Chinesischen Medizin über 360 Akupunkturpunkte verfügt. Allein an den Fußsohlen kennt man mehr als 60 dieser Punkte. Man geht davon aus, dass über diese Punkte und den hiervon ausgehenden Meridianen sämtliche inneren Organe, Körperteile und Drüsen erreicht werden können. Hierdurch wird eine verbesserte allgemeine Durchblutung des Körpers und insbesondere der Organe erreicht.

Bei erfolgreicher Entgiftung sind die Pflaster am nächsten Morgen aufgrund der ausgeleiteten Toxine dunkel verfärbt und riechen meist etwas streng. Die Farbskala reicht dabei von leicht bräunlich bis hin zu schwarz. Je intensiver die Verfärbung ist, desto stärker soll die toxische Belastung des Anwenders sein. Je regelmäßiger die Pflaster getragen werden, desto heller wird die Farbe allerdings nach einer gewissen Zeit.

Die Hersteller empfehlen die Anwendung der Pflaster kurweise für eine

Dauer von bis zu 3 Wochen. Nach einer Pause, die individuell festgelegt werden sollte, kann man die nächste Kur anschließen. Alternativ kann auch das regelmäßige Tragen von ein bis zweimal wöchentlich sehr effektiv sein.

Einige Hersteller werben damit, dass durch die Entgiftungspflaster im Gegensatz zu anderen Entgiftungsmethoden wesentlich weniger Nebenwirkungen auftreten sollen.

Fasten
Fasten als Maßnahme zur Gesundheitserhaltung wird schon seit mehreren Jahrtausenden in verschiedenen Kulturen praktiziert und gilt als ein bewährtes, traditionell angewandtes Verfahren, um eine Entgiftung und Entschlackung des gesamten Organismus zu bewirken. Aufgrund der reinigenden Wirkung wird Fasten auch als Großputz des Körpers gesehen.

Durch den Verzicht auf Essen kommt es zu einer Entlastung des Stoffwechsels und Anregung der Entgiftung. Dabei werden im Körper abgelagerte fettlösliche Giftstoffe freigesetzt und über die Leber in den Darm abgegeben, der sie über den Stuhl ausleitet. Die Wirksamkeit des Fastens wird durch viel Trinken und ausreichende Bewegung enorm gesteigert.

Es gibt verschiedene bewährte Arten des Fastens zu den bekanntesten gehören u. a. das Heilfasten, die Mayr Kur, Saftfasten, Basenfasten, Schrothkur und das Früchtefasten. Welche Form und Dauer für Sie persönlich am besten geeignet ist, sollten Sie mit Ihrem Therapeuten besprechen. Dies gilt ganz besonders für Personen mit Untergewicht oder Vorerkrankungen.

Allgemein gilt, dass Fasten für den Körper gerade in den ersten Tagen sehr anstrengend sein kann. Auch sollten Sie eine Fastenkur möglichst auf Tage legen, an denen Sie frei haben beziehungsweise keine körperlich oder mental fordernden Arbeiten durchführen müssen. Bedenken Sie, dass durch das Fasten Gift und Schlackenstoffe freigesetzt werden und mit schadstoffbindenden Präparaten aus dem Körper ausgeleitet werden müssen, um Vergiftungssymptome und eine Rückvergiftung zu vermeiden. Außerdem führt das Fasten und insbesondere eine länger andauernde Diät dazu, dass die Glutathion-Reserven während dieser Zeit sehr stark aufgezehrt werden. Sorgen Sie daher für eine zusätzliche Glutathion-

Einnahme.

Eine Fastenkur – in welcher Variante auch immer – sollte nur durchgeführt werden, wenn dies körperlich zu verantworten ist. Denn zunächst wird der Körper aufgrund der eingeschränkten Nahrungszufuhr in einen geschwächten Zustand geführt.

Wenden Sie eine Fastenkur nicht allzu oft an und sehen Sie diese Entgiftungsform als eine Begleitmaßnahme der anderen Entgiftungsmethoden. Im Übrigen kann eine Fastenkur ein idealer Einstieg sein, um eine Ernährungsumstellung einzuleiten.

Heilerde
Heilerde kann innerlich als auch äußerlich angewendet werden. Meistens wird sie jedoch zur innerlichen Anwendung gebraucht, indem der fein gemahlene Löss in Wasser aufgelöst und getrunken wird.

Durch eine große Oberfläche verfügt die Heilerde über eine hohe Bindungskapazität für Giftstoffe. Seine Bindungsfähigkeit entfaltet die Heilerde im Darm, so dass sie hier auch Stoffwechselprodukte aufnimmt und ausscheidet.

Die Heilerde wird aber nicht nur aufgrund ihrer Entgiftungsmöglichkeit geschätzt, sondern auch aufgrund ihrer Förderung einer gesunden Darmflora. Darüber hinaus ist die Heilerde äußerst wertvoll, weil sie wichtige Vitalstoffe enthält. Neben Kalium und Calcium verfügt sie über Magnesium, Chrom, Eisen, Selen und Zink.

Die Heilerde wird mit zwei leicht gehäuften Teelöffeln in einem Glas Wasser verrührt und anschließend am besten auf nüchternen Magen getrunken.

Indischer Senf
Indischer Senf wird auch als Brassica juncea bezeichnet und ist als Entgiftungsmittel noch relativ unbekannt. Dabei enthält diese Senfart nicht nur Heavy Metal Binding Proteins (HMBPs), sondern auch chelatbildende Peptide, die in der Lage sind, Schwermetalle zu binden und auszuleiten.

Infrarotkabine

Die positiven Auswirkungen der Infrarotkabine auf die Gesundheit sind sehr vielfältig. Immer mehr komplementär ausgerichtete Therapeuten und Kliniken erkennen die gesundheitsfördernden Effekte von Infrarotkabinen. Nicht nur Heilpraktiker bieten ihren Patienten zunehmend Infrarotsitzungen an, auch immer mehr Kliniken integrieren die Kabinen in ihre Therapiekonzepte. Besonders Therapeuten, die die Entgiftung als Hauptbestandteil der Gesundheitsförderung sehen, haben Infrarotkabinen in ihre Behandlungskonzepte aufgenommen.

Schon seit mehreren Jahren ist in der süddeutschen Spezialklinik Neukirchen, die sich unter der Leitung von Dr. John Ionescu auf Umweltmedizin spezialisiert hat, die Infrarotkabine wichtiger Therapiebestandteil.

Bei der Infrarotkabine macht man sich den Entgiftungsmechanismus der Haut zunutze, zumal die Haut ein hilfreiches Organ ist, um den Körper zu entgiften. Zwar kann der Körper auch durch das klassische Saunieren ins Schwitzen kommen und darüber Schad- und Schlackenstoffe ausscheiden, aber das Ausmaß ist bei der Infrarotkabine um ein Vielfaches erhöht.

Diese wesentlich effektivere Wirkungsweise der Infrarotkabine wird auf das tiefe Eindringen der Infrarotstrahlen in die Hautschichten zurückgeführt. Denn hierdurch ist es möglich, Fettanteile zu mobilisieren und mit dem Schweiß aus dem Körper auszuscheiden.

Und wenn Fett den Körper verlässt, nimmt es auf dem Weg nach draußen Schwermetalle wie Quecksilber, Cadmium, Zink und Nickel mit hinaus. Dieser Vorgang funktioniert nur sehr mäßig bei der klassischen Sauna, weil die Wärme nicht tief genug in die Hautschichten eindringen kann.

Bei manchen Sitzungen kann man die Ausscheidungen sogar mit bloßem Auge erkennen. Wenn man weiße Handtücher während des Schwitzganges benutzt, sind hierauf gelegentlich dunkle Flecken zu sehen.

Verschiedene wissenschaftliche Untersuchungen haben gezeigt, dass Umweltgifte durch Infrarotanwendungen ausgeleitet werden können. Dabei wurde in einem Liter Schweiß festgestellt, dass neben Wasser, Fett, Cholesterol, Ammoniak und Natrium auch Schwermetalle ausgeschieden werden. Schweiß, der durch eine Infrarotkabinensitzung produziert wird, enthält demnach 5 bis 6 mal mehr Toxine und Fett als normaler Schweiß.

(Quelle: Zane R. Gard, MD & Erma J. Brown, BSN, PhNTLfDP, Oktober 1992).

In der Zeitschrift ‚Macrobiotics Today' erklärt Hermann Aihara diesen Mechanismus: ‚Es gibt bei Infrarotsystemen einen wichtigen Punkt: Wenn Fett über Schweiß ausgeschieden wird, nimmt es Schwermetalle mit, die der Körper nicht über die Niere oder Lunge ausscheiden kann. Hierzu ist Tiefenwärme vorteilhaft. Infrarot-Wärmesysteme sind deshalb sehr empfehlenswert, da sie dazu beitragen, im Körperfett abgelagerte Schwermetalle abzubauen und den Körper von Giftstoffen zu befreien.'

Die Entgiftung verläuft besonders erfolgreich, wenn in ausreichender Menge kohlensäurefreies Wasser getrunken wird und zwar vor, während und nach der Sitzung. Wer eine Schwermetallbelastung hat, ist gut beraten, nach der Sitzung schwermetallbindende Präparate einzunehmen wie Chlorellaalgen, Zeolith oder medizinische Kohle einzunehmen, um die durch die Infrarotwärme freigesetzten Belastungen abzufangen und auszuleiten.

Die amerikanische Autorin Sherry Rogers, die das Buch ‚Detoxify or Die' (Entgifte oder stirb) veröffentlichte, ist übrigens davon überzeugt, dass Saunatherapie und insbesondere die Infrarotkabine erforderlich ist, um Umweltgifte auszuscheiden, damit sie nicht im Körper verbleiben. Für sie ist die Infrarotkabine die sicherste Sauna und sollte täglich angewendet werden.

Dabei ist der Entgiftungsvorgang mit dem Ausscheiden des Schweißes nicht abgeschlossen. Auch über die Entgiftungsorgane Leber, Niere und Haare werden die durch die Infrarotstrahlen mobilisierten Schadstoffe ausgeleitet, die nicht über den Schweiß erreicht wurden.

Wie wichtig die Entgiftung für den Körper sein kann, zeigt sich besonders bei Personen, die auf Umweltschadstoffe reagieren und an MCS (Multiple Chemische Sensibilität) erkrankt sind. Im Sommer 2008 wurde die sog. Gibson-Studie abgeschlossen, die federführend von der auf MCS-Spezialisierten Professorin Pam Gibson (James Madison University in Harrisonburg, Virginia) durchgeführt wurde. Dabei wurden amerikanische MCS-Patienten u.a. nach ihren erfolgreichsten Therapien befragt. Neben diversen Anwendungen wie z. B. bestimmte Nahrungsergänzungsmittel bewertete über die Hälfte der Studienteilnehmer das Schwitzen in Saunaeinrichtungen als einen ihrer wichtigsten Therapiebausteine.

Glaubt man Untersuchungen, die bereits 1983 vom Green Hospital veröffentlicht wurden, so enthält der Schweiß nach einem Schwitzgang in der Infrarotkabine Schwermetalle in folgender Menge: Blei 84 mg, Cadmium 6,2 mg, Nickel 1,2 mg und Kupfer 0,11 mg. Man geht daher davon aus, dass das Entgiftungspotential einer Infrarotkabine ca. 6 mal höher ist als das einer klassischen Sauna.

Der amerikanische Arzt, Dr. Kurt Donsbach, der nicht nur aufgrund seines Verkaufs von über 15 Millionen Büchern und Booklets zu den bekanntesten Medizinern für Naturheilkunde zählt, hat seinerzeit gesagt: ‚Trotz der Erfolge im Umweltschutz in Bezug auf neue Verschmutzungen werden wir in jeder Lebensphase konstant toxischen Stoffen ausgesetzt. Methoden, die den Körper von solchen Giftstoffen reinigen, sind deshalb ein erwiesener und wesentlicher Vorteil.'

Neben der Entgiftung kann die Infrarotkabine auch für diverse weitere Indikationen hilfreich eingesetzt werden. Es zeigt sich immer wieder, dass durch die Erwärmung des Körpers das Immunsystem und die Abwehr gegen Viren und Bakterien gestärkt werden, sich Verspannungen lösen, Muskelzerrungen und Gelenkentzündungen gelindert werden und sich rheumatische Rücken und Gelenkschmerzen und Arthrosen in verschiedenen Körperteilen bessern. Hautkrankheiten wie Psoriasis und Ekzeme verbessern sich schnell.

Menschen, die allgemein schlecht schwitzen, läuft in der Wärmekabine schon nach wenigen Minuten der Schweiß. Und das Schöne daran: Der Kreislauf wird nur wenig belastet. Das Schwitzgeschehen ist hier ganz anders als in der Sauna, es ist natürlicher und intensiver, vergleichbar wie bei einem intensiven Sonnenbad am heißen Strand, aber ohne schädliche UV-Strahlen.

Kurze Aufheizzeiten, der geringe Stromverbrauch direkt aus der normalen Steckdose (230 V) und der geringe Platzbedarf (Größen ab 1 qm) sind neben den vielen gesundheitlichen Effekten Gründe, warum die Infrarot-Wärmekabinen nicht nur in therapeutischen Praxen beliebt sind, sondern auch in immer mehr Privathaushalte Einzug halten.

Einfach den Stromstecker in die Steckdose schieben und nach einer kurzen Erwärmungszeit von wenigen Minuten ist die Wärmekabine gebrauchsbereit. Mit einem Badehandtuch bedeckt genießt man ganz alleine oder auch zu zweit seine eigene Wellness-Oase. Eine Sitzung dauert durchschnittlich 30 Minuten bei geringer Luftfeuchtigkeit und Temperaturen zwischen 40 °C und 60 °C.

Kaffee-Einläufe

Auf den ersten Blick mag der Vorschlag, Kaffeeeinläufe durchzuführen, tatsächlich etwas zu gewagt zu sein. Ist Kaffee doch nicht gerade als ein Gesundheitselixier bekannt, was hauptsächlich dem Koffein zugeschrieben wird.

Ja, das ist die eine Seite des Kaffees. Aber da gibt es noch einen anderen Aspekt, denn Koffein wirkt in Form von Einläufen ganz anders als bei einer oralen Aufnahme. Kaffeeeinläufe eignen sich nämlich hervorragend, die Gallenwege zu erweitern und durch diese Öffnung die angesammelten Gifte zu beseitigen. Durch den Kaffeeeinlauf wird die Leber angeregt, mehr Galle zu produzieren. Dadurch werden die Gallenwege erweitert und geöffnet, so dass über diese Öffnung angesammelte Gifte ausgeleitet werden.

Für den Einlauf nimmt man drei gehäufte Esslöffel gemahlenes Kaffeemehl. In einem Liter Wasser wird das Kaffeemehl drei Minuten lang bei geschlossenem Deckel aufgekocht und anschließend für 20 weitere Minuten auf kleiner Stufe geköchelt. Dann lässt man die Flüssigkeit so lange abkühlen, bis sie Körpertemperatur hat.

Damit der Kaffeeeinlauf gut wirken kann, sollte der Dickdarm vorab ausgespült und geleert werden. Dies kann mit zwei Wassereinläufen geschehen, die vor dem Kaffeeeinlauf durchgeführt werden.

Nachdem der Kaffee-Einlauf eingeführt wurde, sollte er möglichst 12 bis 15 Minuten lang gehalten werden, da das Koffein innerhalb von 12 Minuten aufgenommen wird. Dafür ist es sinnvoll, mit dem Körper auf der rechten Seite zu liegen und die Beine Richtung Unterleib anzuziehen.

Da in kommerziell hergestelltem Kaffee häufig Pestizide und Herbizide festzustellen sind, die die Leber zusätzlich schädigen, anstatt sie zu entlasten, sollte für einen Kaffeeeinlauf biologisch angebauter Kaffee verwendet werden. Das verwendete Wasser sollte vorzugsweise destilliert oder gefiltert sein.

Normalerweise verbessert sich das Wohlbefinden des Anwenders durch die Kaffeeeinläufe. Sollte es dennoch zu Verschlechterungen kommen, sollte man besser auf andere Entgiftungsmethoden zurückgreifen.

Knoblauch
Knoblauch ist eines der preisgünstigsten Entgiftungsmittel überhaupt. Es ist in der Lage, die Schwermetallaufnahme zu hemmen und die Ausleitung zu fördern. Diese Fähigkeiten werden auf seinen hohen Schwefelgehalt zurückgeführt und konnten in Tierversuchen belegt werden. Demnach wurde beobachtet, dass eine Cadmiumbelastung sowie Bleianreicherung reduziert werden konnten.

Empfehlenswert sind 3 Knoblauchzehen täglich. Zunächst sollte jedoch mit einer Zehe begonnen und dann langsam gesteigert werden, da sonst unerwünschte Nebenwirkungen wie plötzlicher Durchfall oder Übelkeit auftreten können.

Die frischen Knoblauchzehen sind Knoblauchkapseln unbedingt vorzuziehen. Wer den ungeliebten Knoblauchgeruch fürchtet, wendet folgenden Trick an: Die Knoblauchzehen schälen und in kleine Stückchen zerhacken. In kleinen Portionen schluckt man diese Knoblauchstückchen mit einem ordentlichen Schluck Wasser hinunter. Es wird anschließend niemand vermuten, dass Sie Knoblauch zu sich genommen haben.

Übrigens wirkt Knoblauch nicht nur entgiftend, sondern verfügt auch über antibakterielle Substanzen. So kann Knoblauch sehr effektiv zur Behandlung von Candida und anderen Parasiten eingesetzt werden.

Kohle
Mit Kohle ist nicht Ihre Kohle aus dem Heizungskeller gemeint, sondern es geht hier um medizinische Kohle. Sicherlich kennen Sie diese als Presslinge erhältlichen Tabletten als hilfreiches Mittel gegen Durchfall oder als Therapieunterstützung bei Fastenkuren.

Da medizinische Kohle große Giftmengen binden kann, ist sie ein sehr effektives Mittel, die Schadstoffe im Darm zu binden und auszuscheiden. Anstatt gepresster Kohletabletten kann man medizinische Kohle in Pulverform in der Apotheke erwerben und in einem Glas Wasser auflösen. Als Dosierung wird meistens einmal wöchentlich 10 g empfohlen.

Kohle ist für viele Patienten das ideale Mittel, wenn sie auf andere Entgiftungspräparate allergisch reagieren.

Koriander

Korianderkraut ist keine Erfindung unserer Zeit, sondern auch Hildegard von Bingen setzte es im Mittelalter bereits ein.

Während der Ausleitungsphase mit Koriander sollte auf die Einnahme von Vitamin C und Selen zeitlich versetzt erfolgen, da sie im Verdacht stehen, die mobilisierende Wirkung des Korianders aufzuheben. Auch bei anderen Antioxidantien wird dieser Effekt vermutet, so dass es ratsam ist, diese auch in einem zeitlichen Abstand von mehreren Stunden nach dem Koriander einzunehmen. Hingegen soll der gleichzeitige Verzehr von eiweißreichen Lebensmitteln die Wirkung von Koriander verstärken.

Eine Verstärkung kann auch erwirkt werden, indem bestimmte Bereiche der Finger mit einer Akupressur-Anwendung behandelt werden. Diese erfolgt ganz einfach, indem direkt nach der Koriandereinnahme die Fingerkuppe des Mittelfingers zwei Minuten lang massiert wird. Diese Empfehlung stammt von Dr. Omura, als auch von Dr. Klinghardt, die durch diese Anwendung eine verstärkte Wirkung des Korianders beobachteten. Sie gehen insbesondere davon aus, dass die Aufnahme des Korianders ins Gehirn durch diese Maßnahme verbessert wird.

Die Einnahme von Koriander sollte mit einer geringen Dosierung von 2 x 5 Tropfen täglich erfolgen. Bei schweren Intoxikationen ist eine noch geringere Dosierung ratsam. Im Laufe von mehreren Wochen sollten bis zu 3 x 10 Tropfen täglich erreicht werden.

Die Empfehlungen der Einnahmeschemata variieren stark. Häufig wird empfohlen, die Einnahme an drei hintereinander folgenden Tagen vorzunehmen und die restlichen Wochentage zu pausieren, um dann anschließend wieder an 3 Tagen Koriander einzunehmen.

Koriander wirkt innerhalb kürzester Zeit, so dass sensible Menschen schon direkt nach der Einnahme Reaktionen feststellen können.

L-Cystein

L-Cystein führt zu einer erhöhten Produktion von Glutathion, denn zusammen mit Glutaminsäure und Glycin bildet Cystein Glutathion. Cystein kann mit der Nahrung oder als Nahrungsergänzungsmittel zugeführt werden.

L-Glutaminsäure

Der Einsatz von L-Glutaminsäure zur Entgiftung gehen hauptsächlich auf die Erfahrungen von Frau Dr. Hulda Clark zurück. Sie setzte zur ihren Lebezeiten L-Glutaminsäure überwiegend zur Gehirnentgiftung ein.

L-Glutathion

Glutathion gilt als das wichtigste wasserlösliche Antioxidanz, einige Experten nennen es sogar das Schlüsseloxidanz'. Das Ausgangsmaterial zur Synthese von Glutathion bildet Cystein zusammen mit Glutamin und Glycin.

Glutathion wird in der Leber produziert. Da die Leber bekanntermaßen das Entgiftungsorgan schlechthin ist (viel bedeutender sogar noch als die Nieren) und Glutathion für die Entgiftungsprozesse erforderlich ist, werden hier auch die größten Mengen benötigt.

Die enorme Bedeutung des Glutathions im Entgiftungsstoffwechsel hat dazu geführt, dass Glutathion in der Umweltmedizin eine tragende Rolle übernommen hat. In diesem medizinischen Bereich geht es darum, Patienten, die mit Schwermetallen wie z. B. Blei, Cadmium, Quecksilber, Palladium, Nickel und Chrom belastet sind, zu entgiften.

Die Leber kann den Körper mithilfe von Glutathion erfolgreich entgiften. Ist bei einem schwermetallbelasteten Patienten ein zu niedriger Glutathionspiegel vorhanden, kann sich der Organismus wesentlich schlechter von den belastenden Schwermetallen befreien. Dabei hilft Glutathion nicht nur bei der Ausleitung der Schwermetalle, sondern auch die toxische Wirkung dieser Giftstoffe kann durch Glutathion vermindert werden.

Aber nicht nur schadstoffbelastete Personen profitieren vom Glutathion, sondern jeder gesundheitsbewusste Mensch sollte auf eine ausreichende Glutathion-Versorgung achten.

Denn Glutathion wirkt auch stärkend auf das Immunsystem und als Regenerator von Vitamin C. Durch Alpha-Liponsäure wiederum kann sich das Glutathion regenerieren. Gutathion wird erfolgreich bei Allergien, Arthritis, Depressionen und Impotenz eingesetzt.

Das Messen des Glutathionspiegels ist eine hilfreiche Maßnahme für die Feststellung der individuellen Entgiftungskapazität der Patienten. Niedrige Glutathionwerte können ein ernst zu nehmender Hinweis auf eine chronische Erkrankung oder degenerative Gehirnschädigungen sein. Der Mangel macht sich durch Symptome wie Gleichgewichtsstörungen, Zittern und Koordinationsprobleme bemerkbar.

Der Glutathionspiegel nimmt mit zunehmendem Alter ab, allerdings weiß man noch nicht, ob die Produktion im Alter abnimmt oder ob der Verbrauch erhöht ist. Möglicherweise ist auch beides zutreffend. Wird einem abnehmenden Glutathionspiegel nicht entgegengewirkt, kann der Alterungsprozess beschleunigt werden.

Obst und Gemüse enthalten Glutathion, aber beim Kochvorgang geht ein Teil verloren. Da die Aminosäure Methionin dem Glutathionabbau vorbeugt, kann durch den Verzehr von methioninhaltigen Lebensmitteln wie Eiern, Fisch, Milchprodukten und Hülsenfrüchten dem Glutathionabbau vorgebeugt werden.

Mangan
Mangan zählt zu den weniger bekannten Spurenelementen und fungiert hauptsächlich als Co-Enzym und für die Funktion verschiedener Eiweiße. Eine besondere Bedeutung spielt Mangan bei der Entgiftung von Schwermetallen, der Stärkung der Abwehrfunktionen, der Knochenbildung und bei der Behandlung der durchlässigen Darmschleimhaut (Leaky Gut Syndrom). Mangan ist außerdem an der Glutathionsynthese und an der Wiederbereitstellung des Glutathions beteiligt.

Ein Manganmangel macht sich durch Gewichtsverlust, Unfruchtbarkeit, Wachstumsstörungen und einer Abnahme der Knochendichte bemerkbar. Außerdem kann die Blutgerinnung gestört sein, eine Erkrankung des Nervensystems vorliegen oder vermehrte Knochenbrüche auftreten.

Durch übermäßige Manganmengen kann die Eisenverwertung durch den

Körper reduziert werden. Außerdem werden bei einigen Personen motorische Störungen ausgelöst.

Matrix-Regenerations-Therapie (MRT)

Die Matrix-Regenerations-Therapie (MRT) ist eine spezielle Saugmassage, die in ihrer Funktionsweise ein bisschen mit dem Schröpfen vergleichbar ist, und die mit einer Gleichstrombehandlung kombiniert ist.

Durch den erzeugten Unterdruck werden Schlacken und Schadstoffe gelöst und über das Lymphsystem abtransportiert. Während der Anwendung fließt ein Strom mit positiven Ionen, der der Übersäuerung im Gewebe entgegenwirken soll.

Durch die Kombination aus Saugmassage und Bioelektrotherapie werden Schadstoffe mobilisiert, die anschließend mit entsprechenden Ausleitungspräparaten gebunden und ausgeschieden werden.

Behandler wenden die Matrix-Regenerations-Therapie häufig als einen Baustein der Entgiftungstherapie an, indem zuerst die MRT erfolgt und anschließend Entgiftungsinfusionen durchgeführt werden. Durch die MRT-Behandlung werden außerdem das Immunsystem, die Blutbildung und das Lymphsystem aktiviert.

Massagen

Kennen Sie das Gefühl, am Tag nach einer Massage völlig erschlagen zu sein? Dabei sind es nicht nur die muskelkaterähnlichen Symptome, die sich bemerkbar machen, sondern man fühlt sich schlapp und irgendwie krank. Die Erklärung für diese Erfahrung kann ganz einfach sein: Durch die Massage können im Körper gelagerte Schadstoffe gelöst worden sein, die anschließend im Blutkreislauf kursieren.

Es ist daher ratsam, nach einer Massage schadstoffbindende Mittel einzunehmen, um die gelösten Schadstoffe aus dem Körper auszuleiten. Geschieht dies nicht, kursieren die Giftstoffe im Blutkreislauf, belasten erneut die Leber und werden anschließend wieder in Depots gelagert.

Methionin
Methionin ist die älteste Aminosäure unserer Erde. Sie ist in der Lage, insbesondere Blei und Kupfer zu binden und anschließend ausleiten. Außerdem ist Methionin dafür bekannt, dass es vor Strahlenschäden schützen kann.

MSM (Methylsulfonylmethan)
MSM ist eine natürlich vorkommende Schwefelart, die den Körper bei der Entgiftung von Schwermetallen unterstützen kann.
Außer bei der Entgiftung wird MSM auch bei Schlafstörungen, Darmproblemen und Vitalitätsdefiziten eingesetzt.

NDF (Nanocoloidal Detox Factors)
Dieses Ausleitungsverfahren basiert auf der Chlorella-Alge und wurde von dem amerikanischen Arzt Dr. Timothy Ray entwickelt. Die hier verwendeten Chlorella Algen sind nanofein (10^9) gemahlen, so dass sich eine enorme Vergrößerung der Oberfläche ergibt. Hierdurch ist es möglich, dass die Chlorella Alge mehr Schadstoffe binden kann als in ihrer herkömmlichen Form. Laut Hersteller soll die mikronisierte Chlorella Alge immerhin 50 mal wirksamer sein.

Die NDF-Methode wird als nebenwirkungsfrei beschrieben und soll Heilkrisen vermeiden, die bei diversen anderen Ausleitungsverfahren auftreten können.

Okoubaka
Es gibt zwar kein klassisches Entgiftungsmittel in der Homöopathie, aber Okoubaka gilt als eines der wichtigsten homöopathischen Mittel, das in der Entgiftungstherapie einen wichtigen Stellenwert einnimmt. Da Okoubaka auch über entgiftende Eigenschaften verfügt, sollten Personen mit einer chronischen Schwermetallvergiftung mit ganz niedrigen Dosierungen beginnen, um die Entgiftung nicht zu stark anzukurbeln und somit unerwünschte Nebenwirkungen zu provozieren.

Schon vor vielen Jahren – als Okoubaka noch als ein absoluter Geheimtipp galt – empfahl die bekannte Naturheilkundeärztin Dr. Veronika Carstens die Einnahme von Okoubaka. Sie riet besonders bei chronischen Vergiftungen, die durch Schwermetalle verursacht werden, Okoubaka einzunehmen.

Okoubaka hat seinen Wirkungsort im Darm und kann eine durchlässige Darmschleimhaut abdichten. Außerdem ist es in der Lage, Abfallprodukte einschließlich der Toxine zu binden und über den Darm auszuleiten.

Okoubaka ist eine Gerbstoffarznei und wird aus der getrockneten Astrinde des Okoubaka aubrevillei hergestellt, ein Baum, der in Westafrika beheimatet ist. Ursprünglich wurde Okoubaka als giftneutralisierendes Mittel eingesetzt, indem Vorkoster es den für den Häuptling zugedachten Mahlzeiten beimischten, um ihn vor eventuellen Giftattacken zu schützen.

Eine Dosis von 3 mal täglich 5 Globuli mit einer Potenz von D3 ist empfehlenswert, doch sollte dies in Abstimmung mit einem Therapeuten erfolgen. Okoubaka wird mittlerweile für verschiedenste Magen- und Darmbeschwerden eingesetzt, wie z. B. beim Reizdarm, nach Antibiotika-Behandlungen sowie bei Allergien und Heuschnupfen.

Okoubaka wird aufgrund seiner so positiven Eigenschaften in immer mehr Arzneimitteln eingesetzt. So gibt es z. B. ein Präparat, das bei Nahrungsmittel-Intoleranzen vor den Mahlzeiten eingenommen und auf der Basis von Okoubaka hergestellt wird.

Erhältlich ist Okoubaka als homöopathisches Mittel, als Globuli und in Tropfenform.

Ölziehen

Das Ölziehen wird auch als Ölkauen bezeichnet und ist eine einfache, kostengünstige und sehr alte Methode, den Körper über die Mundschleimhaut zu reinigen. Verschiedene Literaturquellen gehen davon aus, dass Ölziehen ursprünglich aus Russland kommt, wo sie schon vor mehreren hundert Jahren von Mönchen durchgeführt wurde. Damals verwendete man Sonnenblumenöl, doch mittlerweile werden häufig auch Sesamöl und Kokosöl eingesetzt.

Da heutzutage konventionelle Öle mit Pestiziden belastet sein können, ist es empfehlenswert, biologisch erzeugtes Öl zu verwenden.

Erst vor wenigen Jahren wurde das Ölziehen auch in Deutschland bekannter, ausschlaggebend soll ein Vortrag des ukrainischen Mediziners

Dr. F. Karach gewesen sein. Er hielt auf einer onkologischen Veranstaltung einen Vortrag und stellte darin das Ölziehen als eine traditionsreiche Reinigungsmethode vor, die zuvor sibirische Schamanen angewandt hatten.

Idealerweise wird das Ölziehen täglich direkt nach dem Aufstehen vor dem Zähneputzen durchgeführt. Die Effektivität ist auf nüchternen Magen besonders groß, aber es ist auch möglich, das Ölziehen vor dem Essen und mit leerem Magen zu praktizieren.

Man nimmt pro Anwendung einen großen Esslöffel Öl (Sonnenblumenöl, Sesamöl oder Kokosöl) im Mund auf und spült dieses bei geschlossenen Lippen durch die Zahnzwischenräume hin und her. Wer ein herausnehmbares Gebiss trägt, sollte dies vor der Anwendung aus dem Mund nehmen.

Man kann das Öl zwischendurch auch kauen, schlürfen oder saugen, es sollte jedenfalls ständig in Bewegung sein. Denn dies ist erforderlich, um den Lymphfluss und die Speicheldrüsen anzuregen.

Über die Speicheldrüsen wird nicht nur unsere Spucke abgesondert, sondern auch Schadstoffe, die durch das Öl gebunden werden. Auf diese Weise wirkt das Ölziehen als eine entgiftende Maßnahme, so dass der Körper über die Mundschleimhaut einen zusätzlichen Entgiftungsmechanismus nutzen kann. Durch das Ölsaugen entsteht im Körper ein osmotisches Gefälle, wodurch im Organismus gespeicherte Schadstoffe stetig nachrücken, um über die Mundschleimhaut ausgeschieden zu werden.

Man kann das Ölziehen bis zu dreimal täglich anwenden, doch es sollte jeweils nicht länger als ca. 15 Minuten dauern, weil ansonsten die im Öl aufgenommenen Schadstoffe über die Mundschleimhaut wieder zurück in den Körper gelangen könnten. Aufgrund der aufgenommenen Schadstoffe sollte auch unbedingt vermieden werden, etwas von dem Öl zu verschlucken.

Anfangs ist das Öl gelb und sehr flüssig, doch je länger die Anwendung dauert, desto zähflüssiger und weißlicher (ähnlich wie Milch) wird es. Wenn es diesen Zustand erreicht hat, wird das Öl ausgespuckt, denn es darf aufgrund seines Schadstoffgehaltes nicht heruntergeschluckt werden. Nach dem Ausspucken ist es wichtig, die Mundhöhle gründlich mit warmem Wasser auszuspülen und die Zähne zu putzen. Ergänzend kann man die Zunge mit einem Zungenschaber reinigen, um die darauf sitzenden Schadstoffe zu beseitigen.

Wenn man das ausgespuckte Öl über das Waschbecken entsorgt, sollte dieses danach gründlich gereinigt und mit Wasser nachgespült werden, da das Öl voller Schadstoffe sein kann. Hinzu kommt, dass das Öl nach einer Weile zur ‚Verstopfung des Abflussrohres führen kann. Alternativ kann man das Öl in die Toilette spucken oder auf ein Küchenpapier, Papiertaschentuch oder in einen Kaffeefilter geben und mit dem Hausmüll entsorgen.

Durch das Ölziehen werden die Lymphtätigkeit und damit der Lymphfluss verstärkt, so dass es zu einer Anregung des Stoffwechsels kommt. Viele Anwender berichten davon, dass sich nach einer mehrmonatigen Anwendung gelockerte Zähne wieder festigen oder sich ihr chronisches Zahnfleischbluten gebessert hatte.

Obwohl das Ölziehen als eine sanfte Entgiftungskur gilt, kann es in Einzelfällen zu vorübergehenden Nebenwirkungen kommen. Meistens sind diese sehr harmlos und können sich u. a. durch Hautreaktionen oder durch eine Erstverschlimmerung der bereits bestehenden Beschwerden äußern.

OSR (Oxidative Stress Relief)
OSR ist noch ein relativ unbekanntes Mittel, das in den USA von Prof. Boyd Haley am chemischen Institut der Universität Kentucky in den USA entwickelt wurde. Es wird, wie DMPS, DMSA und EDTA auch, den Chelatbildnern zugeordnet.

Die Erfahrungen mit OSR sind in Deutschland noch sehr unzureichend, um sich ein klares Bild über Nutzen und Risiken zu machen.

Während Dr. Joachim Mutter in seinem Buch ‚Gesund statt chronisch krank' OSR als sehr positiv beschreibt (‚Es kann im Gegensatz zu allen anderen Chelatbildnern direkt in das Zellinnere und in die Mitochondrien gelangen, in Gehirn und Rückenmark den Glutathiongehalt effektiv erhöhen und auch Schwermetalle ausleiten'), gibt es von Dr. Daunderer eine eindringliche Warnung, OSR einzunehmen. Auf seiner Website www.toxcenter.de weist er in diesem Zusammenhang auf folgendes hin: ‚Chronisch Vergiftete erleiden irreversible Verschlechterung ihrer

Symptome und führt zur Methylisierung, d. h. Hirnvergiftung durch organisches Quecksilber. 30 Kapseln kosten 350 US$.'

PHÖNIX-Entgiftungstherapie

Die PHÖNIX-Entgiftungstherapie gibt es bereits seit über 20 Jahren und wird von einigen Therapeuten als Begleitung zu anderen Entgiftungsverfahren eingesetzt. Sie ist eine Kombination aus vier verschiedenen Arzneimitteln, die darauf ausgelegt sind, die Ausleitungsorgane und den Stoffwechsel anzuregen.

Dabei werden die Nieren, Leber, Haut, Schleimhaut und das Lymphsystem aktiviert, um die Schadstoffe auf schonende Art und Weise aus dem Körper auszuleiten. Die PHÖNIX-Arzneimittel werden auf der Basis von natürlichen Rohstoffen und der Spagyrik hergestellt. Die Anwendung erfolgt kurweise ein bis zweimal jährlich.

Purgation

Unter Purgation ist die Ausleitung über den Darm zu verstehen. In der römischen und arabischen Medizin und auch in der westlichen Medizin wurde bis ins 19. Jahrhundert hinein die Reinigung durch den Darm praktiziert. Lange Zeit galt die Purgation als eines der wirksamsten Heilverfahren.

Auch heutzutage wissen naturheilkundlich orientierte Therapeuten die Effizienz von einer Entgiftung über den Darm zu schätzen und empfehlen entsprechende modernisierte Verfahren. So werden Einläufe als auch die Colon-Hydro-Therapie als Darm-Entgiftungsmethoden eingesetzt. Lesen Sie weitere Informationen über die Darmentgiftung im Kapitel ‚Die Entgiftungsorgane'.

Schröpfen

Schröpfen gehört zu den ältesten bekannten Therapieformen und wurde bereits vor über 5.000 Jahren praktiziert. Neben dem Aderlass war das Schröpfen eine der wichtigsten Maßnahmen, die Hildegard von Bingen im Mittelalter als Ausleitungsverfahren praktizierte.

Noch heute wenden einige Heilpraktiker Schröpfen an, um Entgiftungen zu unterstützen. Man macht sich beim Schröpfen die Erkenntnis zunutze, dass viele Schad- und Schlackenstoffe in der Lymphflüssigkeit des Körpers umherkreisen. Man erreicht durch das Schröpfen eine Reduzierung der Lymphe mit dem Nebeneffekt, dass die Produktion von neuer Lymphflüssigkeit angeregt und der Lymphfluss verbessert wird.

Mit den Worten von Hildegard von Bingen wird das Schröpfen wie folgt beschrieben: ‚Schröpfen ist zu jeder Zeit gut und nützlich, damit die schädlichen Säfte und Schleime, die sich im Menschen befinden, vermindert werden. Die Schleime sitzen zum größten Teil zwischen Haut und Fleisch und sie sind dem Menschen besonders nachteilig.'

Sie erkannte also damals schon, dass der Körper mit schädlichen Stoffen belastet ist und von diesen befreit werden sollte, um die Gesundheit zu fördern.

Denn solange sich die Schleime im Gewebe befinden, behindern diese die Entsorgung der Schlackenstoffe aus dem Gewebe und die Nährstoffversorgung des Gewebes und der Organe.

Der Vorgang des Schröpfens ist eigentlich sehr einfach. Mithilfe von Feuer wird in einem Schröpfglas ein Vakuum erzeugt, das die unter der Haut vorhandene Lymphe ansaugt. Mit Schröpfgläsern erzeugt man an bestimmten Körperstellen (in der Regel Organreflexzonen) einen Unterdruck. Hierdurch werden positive Reize ausgelöst, die zur Aktivierung der Selbstheilungskräfte führen und die Organfunktionen optimieren. Außerdem werden Schadstoffe, die sich in tieferen Gewebsschichten befinden, über die Haut ausgeleitet.

Die zu schröpfenden Hautbezirke ritzt der Therapeut punktuell an, bevor er die Schröpfgläser aufträgt. Dies führt zu einem effektiven Abfließen der Lymphe. Die Hautritzen schließen sich schon direkt nach dem Entfernen der Gläser, so dass auch keine bleibenden Hautschäden zu befürchten sind.

Vorsicht ist geboten, wenn ein Therapeut viele Schröpfgläser pro Behandlung einsetzen möchte. Leider gibt es immer mal wieder Fälle, bei denen über 50 Gläser angebracht wurden und die Patienten aufgrund des großen Blutverlustes unerwünschte Nebenwirkungen zu spüren bekamen.

Erfahrene Therapeuten kennen die jeweils sinnvollen Schröpfzonen und in Frage kommenden Reflexpunkte. Sie sind auch in der Lage, mit nur so wenigen Gläsern wie nötig, erfolgreich zu schröpfen. Und sie wissen auch, dass man an Körperstellen wie Gesicht, Unterschenkel, Brust, Bauch, Hals und Füßen nicht geschröpft werden sollte. Eine Ausnahme ist das sog. Podagra-Schröpfen, eine spezielle Schröpfart, bei der die in die Beine abgesunkenen schlechten Säfte bis über das Gesäß heraufgezogen werden.

Hildegard von Bingen machte die Erfahrung, dass das Schröpfen bei jungen Menschen erfolgreicher ist als bei älteren. Sie führt dies darauf zurück, dass die Jungen reicher an Säften sind als die älteren Personen. Für diese empfahl sie stattdessen den Aderlass, der hingegen bei jüngeren Menschen nicht so effektiv sei.

Am effektivsten ist das Schröpfen, wenn der Patient nüchtern ist und weder flüssige noch feste Nahrung zu sich genommen hat. Dies hatte seinerzeit auch Hildegard von Bingen so empfohlen: ‚Wer sich schröpfen lassen will, muss dies nüchtern tun, weil dann das Blutwasser getrennt vom Blut ausfließt. Denn wenn der Mensch gefrühstückt hat, vermengt sich das Blut mit dem Blutwasser, und wenn er sich dann schröpfen lassen will, fließt auch Blut mit dem Blutwasser aus.'

Schröpfen kann mit verschiedenen anderen Therapieformen wie beispielsweise Dorn/Breuß optimal kombiniert werden.

Schröpfen darf nicht angewendet werden, wenn Erkrankungen mit Blutungsneigung oder Entzündungen der zu therapierenden Hautregion vorliegen.

Selen

Selen war eine der ersten Substanzen, die bei Schwermetallintoxikationen eingesetzt wurde, denn es gilt als der effektivste Mineralstoff, um Vergiftungen zu behandeln. Selen wirkt antioxidativ und ergänzt sich mit Vitamin E als zellschützende Radikalenabwehr.

Selen verfügt über diverse Schutzfunktionen und kann nicht nur Schwermetalle entgiften, sondern auch Krebs und Allergien vorbeugen und das Immunsystem stärken. Bei chronischen Vergiftungen ist es außerdem nützlich, weil es als Co-Faktor der Glutathion-Peroxidase fungiert.

Während der Entgiftungsphase sollte Selen nicht in Verbindung mit

Koriander eingenommen werden. Bei der Einnahme von Vitamin C ist es wichtig, einen zeitlichen Abstand von mehreren Stunden einzuhalten, damit die Wirkung von Selen nicht durch Vitamin C aufgehoben wird.

Es kann zwar ab einer täglichen Dosierung von 800 Mikrogramm zu Vergiftungserscheinungen wie Haarausfall, Müdigkeit und brüchigen Fingernägeln kommen, aber im Vergleich zu Selenunterversorgungen ist dies eher selten.

Aufgrund des hohen Fleischkonsums und der zunehmenden Schwermetallbelastungen ist ein Selenmangel viel öfter anzutreffen als dies allgemein bekannt ist. Auch bei Chemotherapiebehandlungen, Krebserkrankungen, Herzkrankheiten und Rheuma liegt häufig ein Selenmangel vor.

Selen wird häufig auf der Basis von Nährhefe hergestellt. Wer keine Hefe verträgt (z. B. aufgrund einer Histaminintoleranz oder Candidainfektion), sollte darauf achten, ein hefefreies Präparat einzunehmen.

Spirulina Algen

Spirulina-Algen sind ein wichtiger Bestandteil der Traditionellen Chinesischen Medizin (TCM). Bei uns sind sie erst in den letzten ca. 15 Jahren bekannt geworden und werden aufgrund ihrer hochwertigen Inhaltsstoffe geschätzt. Neben 19 essentiellen und nichtessentiellen Aminosäuren verfügen sie über zahlreiche Spurenelemente und Mineralien.

Spirulina-Algen sollen Schwermetalle zwar nicht so intensiv wie die Chlorella-Algen binden, aber dennoch sind sie ebenfalls ein hilfreiches Präparat zur Ausleitung.

Die Spirulina-Algen verfügen über Phytochelate, die sich an die Schwermetalle binden und sie anschließend über den Darm aus dem Körper ausleiten.

Aufgrund des hohen Proteingehaltes sind Spirulina Algen besonders für Vegetarier wertvolle Nahrungsergänzungsmittel. Aber auch, um den Säure-Basen-Haushalt zu regulieren, eignen sich die Spirulina Algen aufgrund ihrer basischen Eigenschaften. Denn wie bereits erwähnt, ist ein basisches Körpermilieu für den Erfolg von Entgiftungstherapien wichtig.

Taurin

Der Körper kann Taurin selbst produzieren, indem es in der Leber aus L-Cystein und L-Methionin mithilfe von Vitamin B6 gebildet wird. Mit zunehmendem Alter nimmt der Tauringehalt in der Skelettmuskulatur ab. Säuglinge sind auf die Taurinzufuhr von außen über die Nahrung angewiesen, weil sie noch nicht in der Lage sind, Taurin selbst herzustellen.

Um den täglichen Taurinbedarf in Höhe von 60 mg über die Nahrung zu decken, bedient man sich hauptsächlich Lebensmitteln tierischen Ursprungs und Meeresfrüchten.

Taurin wird für die Produktion der Gallensäuren Taurochenodesoxycolsäure und Taurockholsäure benötigt und trägt zur Entwicklung des Nervensystems und des Muskelwachstums bei. Taurin bewirkt nachweislich, dass der Cholesterinspiegel und die Blutgerinnung herabgesetzt werden.

Allgemein ist Taurin erst seit dem Auftreten von taurinhaltigen Energydrinks bekannt. Denn seit einigen Jahren haben zahlreiche Hersteller von Energydrinks den besonderen Nutzen von Taurin entdeckt und vermischen es als Wachmacher in ihre Modegetränke.

Sie werben dabei eifrig damit, dass den Energydrink-Konsumenten Flügel verliehen werden und sie ihr geistiges und körperliches Leistungsvermögen steigern können. Hintergrund ist, dass die Produzenten davon ausgehen, dass Taurin in der Lage sein soll, das in den Energydrinks enthaltene Koffein in seiner Wirkung zu verstärken. Besonders Sportler greifen auf die taurinhaltigen Drinks zurück im Glauben daran, ihre Leistungen deutlich steigern zu können.

Noch als Geheimtipp gilt Taurin beim Thema Haarausfall. Einige Hersteller von Haarausfallprodukten ergänzen ihre Präparate mit Taurin, weil sie die positiven Wirkungen von Taurin bei Haarausfall festgestellt haben. Wer von Haarausfall betroffen ist und bei sehr hoher Luftfeuchtigkeit oder Regen eine deutliche Besserung feststellt, hat gute Chancen, den Haarausfall mit Taurin zu stoppen. Dies hängt damit zusammen, das Regen taurinhaltig ist und er sich somit positiv auf den Haarausfall auswirken kann. Es kann in diesem Fall lohnenswert sein, Taurin in Form von Tabletten einzunehmen.

Doch wer von einer Schwermetallbelastung betroffen ist, sollte Taurin nur in Maßen einnehmen. Taurin wirkt auch entgiftend und kann bei gleichzeitigem Haarausfall die Symptomatik sogar noch verstärken, weil der Körper durch die Taurineinnahme Giftstoffe ausleitet.

Vitamin C

In der Umweltmedizin gehört hochdosiertes Vitamin C zur Standardtherapie, um Schwermetalle aus dem Körper herauszubefördern und außerdem die Zellen vor den schädigenden Metallen zu schützen, da Vitamin C ein hervorragender Radikalfänger ist.

Schwermetalle wie Blei, Cadmium und Quecksilber werden durch Vitamin C entgiftet, und das kanzerogen wirkende Schwermetall Chrom (VI) wird mithilfe von Vitamin C in das harmlosere Chrom (III) umgewandelt.

Die Ausleitungsfähigkeit der Ascorbinsäure bezieht sich allerdings nicht nur auf Metalle, sondern auch andere körperfremde Stoffwechselsubstanzen wie Pilze, Bakterien, Arzneistoffe und Alkohol können durch Vitamin C entgiftet werden. Diese Substanzen müssen chemisch derivatisiert werden, um überhaupt ausgeschieden werden zu können. Für diesen Prozess ist die Ascorbinsäure ein wichtiger Co-Faktor.

Neben der direkten Bindungsfähigkeit von Schwermetallen fördert Vitamin C außerdem die Produktion von Glutathion, das ja zu den wichtigsten Entgiftungssubstanzen überhaupt gehört (siehe in diesem Kapitel unter L-Glutathion).

Die Vitamin C Dosierungen sind bei schwermetallbelasteten Patienten so hoch angesetzt, dass diese in der Regel in Form von Infusionen verabreicht werden. Zusätzlich zu Vitamin C werden Chelatbildner wie DMPS, DMSA und EDTA für eine erfolgreiche Schwermetallentgiftung verabreicht.

Es gibt auch Meinungen, die davon ausgehen, eine alleinige Verabreichung von Vitamin C Infusionen würde zur Ausleitung von Schwermetallen genügen. Dem kann ich aus eigener Erfahrung leider nur widersprechen, denn selbst zahlreiche hochdosierte Vitamin C Infusionen und zusätzliches Vitamin C in gepufferter Version schafften es nachweislich nicht, mich von den Schwermetallen zu befreien.

Umweltmediziner haben mir bestätigt, dass sie genau diese Erfahrungen auch bei anderen Patienten beobachtet haben und auf keinen Fall eine chronische Schwermetallbelastung ausschließlich mit Vitamin C behandeln würden, sondern immer nur als wichtige Ergänzung.

Nachfolgend möchte ich Ihnen noch weitere Informationen geben, die zeigen, wie wichtig Vitamin C ist. Denn Vitamin C ist geradezu ein Multitalent und für den menschlichen Organismus so wichtig wie kaum ein anderes Vitamin.

Da bei vielen Patienten mit einer Schwermetallvergiftung häufig eine Histaminintoleranz vorliegt, kommt diesen die Einnahme von Vitamin C in mehrfacher Hinsicht zugute. Denn neben der Entgiftungsfähigkeiten verfügt Vitamin C auch über die Eigenschaft, die Histaminfreisetzung zu senken. Neben Calcium gehört Vitamin C für diese Patienten zu den wichtigsten Nährstoffen, die sie einnehmen sollten.

Einen positiven Einfluss auf die Gesundheit hat das Vitamin C auch bei der Krebsprophylaxe. Durch mehrere Studien wurde mehrfach festgestellt, dass die Erkrankungsrate deutlich zurück geht, wenn zusätzliches Vitamin C eingenommen wird. Bei Brustkrebs geht man von einem Rückgang von über 20% aus, wenn täglich 500 mg Vitamin C verabreicht werden.

Im Unterschied zu den meisten Pflanzen und Tieren (Ausnahme sind Affen, Meerschweinchen und einige Fische und Vögel) ist der menschliche Organismus nicht in der Lage, Vitamin C selbst zu produzieren. Bei allen anderen Tieren wird in der Leber Vitamin C aus Glukose hergestellt.

Auf dieser Tatsache basierend, dass Tiere über eine eigene Vitamin C-Synthese verfügen, entstand vor einigen Jahren die Frage: ‚Warum bekommen Tiere keinen Herzinfarkt?' Orthomolekular-Experten gehen davon aus, dass Tiere aufgrund der eigenen Vitamin C Produktion einen optimalen Schutz vor einem Herzinfarkt haben und damit dem menschlichen Körper klar überlegen sind.

Man vermutet, dass der Mensch im Laufe der Evolution verlernt hat, Vitamin C zu produzieren und somit der Vitamin C Mangel eigentlich ein Enzymangel ist. Das dadurch fehlende Vitamin C muss somit unbedingt von außen zugeführt werden, um keine Vitamin C bedingten Mangelerkrankungen entstehen zu lassen.

Ein Vitamin C Mangel äußert sich durch anfangs durch unspezifische Symptome wie Appetitlosigkeit und Leistungsschwäche, Infektanfälligkeiten, Depressionen, Müdigkeit und Erschöpfung mit verzögerter Erholung, blutendes Zahnfleisch, eine reduzierte Stresstoleranz, schwaches Bindegewebe, raue Haut und eine verminderte Eisenresorption.

Außerdem ist das Risiko, an Krebs, Schlaganfall, Arthritis oder Herzerkrankungen zu erkranken, bei einer unzureichenden Vitamin C Versorgung erhöht.

Und dabei könnte der menschliche Organismus gerade in der heutigen Zeit so sehr von diesem Schutz profitieren. Denn niemals zuvor in der Geschichte der Menschheit gab es stressigere Zeiten als heutzutage. Niemals zuvor gab es ungesünderes Essen und eine ungesündere Umwelt einschließlich schadstoffbelasteter Luft und Gewässern. Hier wäre gerade Vitamin C ein so hilfreicher Nährstoff, der vor vielen der heutigen, so gefürchteten Zivilisationserkrankungen schützen könnte.

Die lebenswichtigen Aufgaben von Vitamin C sind sehr umfangreich und reichen von der Stärkung des Immunsystems, Heilung von Wunden und Förderung des Heilungsprozesses, Verbesserung der Eisenaufnahme aus der Nahrung bis hin zum Zellschutz.

Wie immens wichtig Vitamin C für die Gesundheit ist, hat auch der Pionier der orthomolekularen Medizin, Linus Pauling immer wieder betont und auch selbst vorgelebt. Bis in sein hohes Alter von über 90 Jahren nahm er täglich ca. 15 g Vitamin C ein. Seine geistige und körperliche Fitness brachte er immer wieder mit Vitamin C in Verbindung. Diese Dosierung ist wirklich extrem hoch, es soll an dieser Stelle auch nochmals eindringlich vor Eigenexperimenten gewarnt werden.

Bei zu hohen Vitamin C Mengen, die der Körper nicht aufnehmen kann, werden die überschüssigen Anteile über den Urin und Stuhl wieder ausgeschieden. Da der Körper kaum in der Lage ist, Vitamin C zu speichern, ist eine auf den ganzen Tag verteile Portionierung sinnvoll. Wer lieber nur einmal täglich an die Einnahme denken möchte, kann auf die (etwas teureren) Präparate zurückgreifen, die zeitverzögert arbeiten und über den ganzen Tag verteilt Vitamin C vom Darm ins Blut abgeben.

Die individuelle Verträglichkeit ist sehr unterschiedlich. Zu hohe

Dosierungen äußern sich meistens durch Durchfall. Eine bessere Verträglichkeit wird mit sog. gepuffertem Vitamin C erreicht, weil diese Präparate säurereduziert sind. Sie liegen preislich höher als die herkömmlichen Präparate, aber wenn man damit Durchfall und Bauchschmerzen vermeiden kann, gibt man schon mal gern ein paar Euro mehr aus.

Die Aktivität von Vitamin C kann deutlich gesteigert werden, wenn man zusätzlich zum Vitamin C Präparat Bioflavonoide (Proanthocyanidine) einnimmt. Ein probates Mittel mit diesen Eigenschaften ist Grapefruitkern-Extrakt, aber auch Heidelbeeren, Weintrauben, schwarze Johannesbeeren sowie grüner und schwarzer Tee verfügen über Proanthocyanidine.

Wer hohe Vitamin C Dosierungen einnimmt, sollte seinen behandelnden Arzt darüber informieren. Dies ist besonders dann wichtig, wenn es um diagnostische Labortests geht, denn durch Vitamin C können vereinzelte Testergebnisse zu falschen Befunden führen.

Besonders Vitamin C-haltig sind frisches Obst und Gemüse wie Grünkohl, Zitrusfrüchte, Erdbeeren, Blumenkohl, Kiwi, Sauerkraut, Sanddorn und Johannesbeeren. Die Betonung liegt hier auf ‚frisch', denn um eine maximale Vitamin C Menge zu erhalten, werden möglichst frisch geerntete Lebensmittel benötigt.

Mit andauernder Lagerung verlieren sie Vitamin C in erheblichem Maße. Vitamin C gilt auch als Mimose unter den Vitalstoffen, wobei es besonders empfindlich auf Licht, Hitze und Sauerstoff reagiert.

Bereits nach zwei Tagen im Kühlschrank verlieren Obst und Gemüse 30% des Vitamin C. Noch dramatischere Verluste ergeben sich, wenn die Lebensmittel im Keller oder im Vorratsraum untergebracht werden, wo sie in zwei Tagen bis zu 50% Vitamin C verlieren. Somit ist nachvollziehbar, dass es schneller zu einem Vitamin C Mangel kommen, kann als man sich das eigentlich vorstellt.

Durch eine ungünstige räumliche oder zu lange Lagerung und schädigende Verarbeitungsprozesse können die Vitamin C Verluste sogar bis zu 100% betragen. Bei einer Lagerung von unter 18 °C kann der Abbau verzögert werden. Bei der Verarbeitung schadet kurzes Erhitzen weniger als langes Warmhalten.

Erstaunlich: Konservenlebensmittel können höhere Vitamingehalte aufweisen als ‚Frischware' in der Obst und Gemüseabteilung. Dies geschieht durch kurzes Erhitzen, was zur Denaturierung der vitaminabbauenden Enzyme führt. Manchmal sind industriell hergestellte Lebensmittel also tatsächlich gesünder als man allgemein annimmt. Dies gilt auch für diverse Nahrungsmittel, denen die Industrie Ascorbinsäure als Oxidationshemmer zufügt.

Wasser trinken

Der Mensch ist ein Wasserwesen. Das wird spätestens dann deutlich, wenn man sich vor Augen führt, dass ein Mensch mit einem Gewicht von 75 kg aus bis zu 50 Litern Wasser besteht. Dieses Wasser muss ständig neu nachgefüllt werden, weil täglich ca. 2,5 Liter Wasser durch Urin (1,5 Liter), Haut (0,5 Liter), Stuhl (0,1) und Atem (0,4 Liter) verbraucht werden. Bei körperlicher Anstrengung und höheren Temperaturen erhöht sich der tägliche Wasserverlust bis hin zur dreifachen Menge, indem durch eine vermehrte Schweißproduktion mehr Wasser ausgeschieden wird. Durch die Verdunstung von Wasser und Schweiß auf der Haut wird dem Körper Wärme entzogen, was der Funktion einer Klimaanlage gleich kommt. Hätte der Körper diese Möglichkeit nicht, würde der Organismus quasi überkochen und damit das körpereigene Eiweiß gerinnen.

Die Flüssigkeitsmenge, die verloren geht, muss dem Körper zurückgegeben werden, denn wir können nicht auf körpereigene Wasserspeicher zurückgreifen. Einen geringen Teil kann der Körper durch Stoffwechselvorgänge selbst bilden (Oxidationswasser) und durch Nahrungsmittel wie Obst und Gemüse gewinnen, aber der größte Anteil muss durch Flüssigkeit wie Wasser und Kräutertee zugeführt werden.

Irrtümlicherweise gehen viele Menschen davon aus, den täglichen Wasserbedarf in Form von Kaffee, Tee, und Cola abdecken zu können. Diese Getränke jedoch können den Wasserhaushalt nicht ausgleichen, sondern erreichen genau das Gegenteil: Sie entziehen dem Körper Wasser und tragen zudem noch zur Übersäuerung des Körpers bei. Je mehr Kaffee, Softdrinks oder Bier getrunken werden, desto durstiger wird man schließlich, es sei denn, man konsumiert gleichzeitig die gleiche Menge Wasser.

Zu Beginn ist es sehr hilfreich, abends zusammenzuzählen, wie viel man über den ganzen Tag verteilt getrunken hat – ein Trinkplan macht das auf einfache Weise sehr deutlich. Gerade in der Anfangsphase wird erfahrungsgemäß vielen Menschen erst bewusst, wie wenig sie tagsüber getrunken haben.

Obwohl es vielen Menschen nicht bewusst ist: Trinkwasser ist unser wichtigstes Nahrungsmittel. Und es ist eigentlich eine Binsenweisheit: Viel trinken ist wichtig – zwei bis drei Liter täglich. Dennoch halten sich viele Menschen nicht daran und riskieren durch zu wenig trinken gesundheitliche Folgen und Mangelzustände.

In unserem inneren Stoffwechselbetrieb läuft ohne Flüssigkeit nichts. So hat Wasser lebenswichtige Funktionen: Es transportiert Spurenelemente und Mineralstoffe, fördert die Entschlackung und Entgiftung, reguliert die Körpertemperatur und beseitigt die Abbauprodukte aus dem Stoffwechsel, hält den Kreislauf und die Verdauung in Schwung, reguliert den Blutdruck und kann vielen Krankheiten vorbeugen.

Wasser gehört quasi als Basistherapie zu jedem Entgiftungskonzept. Denn das Wasser ist neben den verschiedenen schwermetallbindenden Substanzen elementar wichtig, damit die Schadstoffe überhaupt aus dem Körper ausgeleitet werden können. Jedes noch so ausgeklügelte Entgiftungsverfahren kann erst dann richtig erfolgreich sein, wenn in ausreichenden Mengen gutes Wasser getrunken wird.

Da das Thema Wasser sehr komplex ist und es eben nicht damit getan ist, einfach das Leitungswasser in großen Mengen zu trinken, könnte ich an dieser Stelle viele weitere Seiten schreiben, die sich nur mit Wasser beschäftigen. Allerdings würde das den Rahmen dieses Buches sprengen.

Wickel

Wickel werden für verschiedenste Erkrankungen und in unterschiedlichen Varianten eingesetzt. Je nach Indikation werden Wickel mit warmem oder kaltem Wasser verwendet. Während kalte Wickel in erster Linie als Wärmeentzieher zum Fiebersenken und zur Anregung der Durchblutung und des Stoffwechsels angewendet werden, nutzt man warme Wickel zur Schmerz- und Krampflinderung.

Zur Entgiftung haben sich Ganzkörperwickel bewährt, die mittlerweile in verschiedenen Verfahren angeboten werden. Häufig werden die Wickel vor dem Auflegen auf den Körper in eine entgiftungswirkende Substanz wie beispielsweise Algen, Vulkangesteine oder Heilerde getränkt. Der Körper wird anschließend mit einer bestimmten Technik mit den Bandagen am ganzen Körper eingewickelt.

Je nach Methode erfolgt die Anwendung im Liegen oder im Stehen. Bei den Verfahren, die im Stehen erfolgen, kurbelt der Patient den Ausscheidungs- und Stoffwechselprozess mit leichten Bewegungen an. Während und nach der Anwendung sollte man viel Wasser trinken, um die Ausscheidung zu verstärken.

Die Wickel als Entgiftungsmethode gilt als ein sehr sanftes Verfahren, mit dem andere Ausleitungsbehandlungen wirkungsvoll unterstützt werden können. Je nach Inhaltsstoffen der verwendeten Substanz erfolgt eine Mineralisierung der Haut.

Als positiven Nebeneffekt stellt man nach einer regelmäßigen Anwendung häufig ein deutlich verbessertes Hautbild fest. Dabei wird das Gewebe insgesamt straffer und die so ungeliebte Cellulite kann sich sichtbar zurückbilden. Auch Hauterkrankungen wie Neurodermitis, Schuppenflechte und Akne können von dieser Art der Ausleitung sehr profitieren.

Mittlerweile haben sich einige Beauty-Institute auf diese Wickel spezialisiert, weil sie sichtbare Hautveränderungen als auch Umfangreduzierungen erzielen können.

Die Anwendung sollte regelmäßig erfolgen und wird je nach Indikation ein bis zweimal wöchentlich empfohlen.

Zeolith

Bei Zeolith handelt es sich um ein natürliches vulkanisches Gestein, das aufgrund einer speziellen Kristallgitterstruktur über eine sehr intensive Entgiftungseigenschaft verfügt. Zeolith wirkt im Magen-Darm-Trakt, bindet hier ganz gezielt die vorhandenen Giftstoffe wie ein Schwamm, bevor sie in den Blutkreislauf gelangen. Über den Enddarm werden sie anschließend vollständig ausgeleitet.

Zeolith ist erst seit wenigen Jahren in Deutschland bekannt, aber es gilt schon jetzt als ein ganz hervorragendes Entgiftungspräparat. Besonders bei der Entgiftung von Schwermetallen verweisen die Hersteller bereits auf beeindruckende Erfolge. Hersteller von Zeolith haben festgestellt, dass besonders Giftstoffe wie Quecksilber, Blei sowie Ammonium und sogar Radioaktivität gebunden werden können.

Als einer der bekanntesten Befürworter von Zeolith gilt der vor seiner Pensionierung in der Charité tätige Arzt Prof. em. Prof. Dr. med. habil Karl Hecht. In zahlreichen Publikationen hat er seine Erfahrungen mit Zeolith veröffentlicht wie u. a. in dem Artikel ‚Die erstaunliche Kraft des Zeolith' in der Zeitschrift ‚Raum und Zeit' (Ausgabe 152 von 2008) , wie das folgende Zitat auszugsweise zeigt:
‚Wenn dieses Kristallgittergestein in den Verdauungstrakt des Menschen (auch der Tiere) gelangt, dann vermag es die im Körper befindlichen Schadstoffe an sich zu binden und dringend im Körper benötigte Mineralien an den Körper abzugeben. Die Schadstoffe werden mit dem Kot ausgeschieden.'
Auch in seinem Buch ‚Klinoptilolith-Zeolith' beschreibt er ausführlich die Wirkmechanismen von Zeolith bei der Entgiftung.

Prof. Hecht nimmt selbst seit fast 10 Jahren bis zu 10 g Zeolith ein. Sein fortgeschrittenes Alter von Mitte 80 ist ihm nicht mal ansatzweise anzusehen. Nach eigenen Angaben ist sein zuvor ergrautes und etwas schütteres Haar seit der Zeolith-Einnahme wieder viel dunkler und voller geworden.

In einem Seminar konnte ich mich selbst von seiner Vitalität überzeugen, indem er als ein beeindruckender Referent die entgiftenden Eigenschaften von Zeolith vorstellte. Niemals hätte einer der Teilnehmer zu dem damaligen Zeitpunkt es für möglich gehalten, dass er bereits ca. 85 Jahre alt war.

Die Dosierung sollte anfangs in kleinen Mengen gestartet werden, bis die empfohlene Tageseinnahme erreicht ist. Entweder nimmt man Zeolith mit einem Glas stillen Wasser eine Stunde vor den Mahlzeiten ein oder zwei Stunden nach den Mahlzeiten.

Im Übrigen hilft Zeolith auch bei der Behandlung des Leaky Gut Syndroms, bei der Linderung histaminbedingter Allergiesymptome, sowie bei der Entlastung der Leber durch die Bindung von Ammonium. Da dies alles Faktoren sind, von denen sehr viele Personen mit einer Schwermetallbelastung betroffen sind, können diese somit sogar in mehrfacher Weise von Zeolith profitieren.

Zink

In der Umweltmedizin spielt heutzutage der Einsatz von Zink eine wesentliche Rolle, wenn es um die Entgiftung von Schwermetallen geht. Zink wirkt als einer der wichtigsten Gegenspieler, um den Körper vor schädlichen Einwirkungen der Schwermetalle wie Blei, Cadmium, Quecksilber, Nickel etc. zu schützen.

Personen mit einer Schwermetallbelastung haben in der Regel immer ein großes Zinkdefizit, das mit hochdosierten Präparaten kompensiert werden muss. Gleiches gilt auch beim Vorliegen einer Infektion mit dem Candidapilz, bei dem überdurchschnittlich viel Zink verbraucht wird und somit schnell Mangelerscheinungen auftreten können.

So vielfältig die Ursachen eines Zinkmangels sind, so vielseitig sind auch die auftretenden Mangelzustände, wenn dem Körper zu wenig Zink zur Verfügung steht.

Das bekannteste Symptom sind weiße Flecken auf den Fingernägeln, aber alle darüber hinaus gehenden Beschwerdebilder werden meistens aus Unwissenheit heraus nicht mit einem Zinkmangel in Verbindung gebracht.

Zu diesen zählen neben Haarausfall und erhöhter Infektanfälligkeit auch Wachstumsstörungen, Depressionen, Aggressivität, Hyperaktivität, Durchfall bis hin zu Unfruchtbarkeit und diversen Hauterscheinungen wie Ausschlägen, Verhornungen und Akne.

Auch dass Müdigkeit und sogar das chronische Müdigkeitssyndrom (CFS) mit einem Zinkmangel einhergehen kann, findet in der Praxis nur wenig Berücksichtigung. In einer CFS-Studie wurde festgestellt, dass immerhin ein Drittel der teilnehmenden Patienten von einem reduzierten Zinkwert betroffen waren.

Zink ist ein wahrhaftiges Multitalent und ist an so zahlreichen Stoffwechselprozessen beteiligt, dass ein Mangel zu fatalen gesundheitlichen Beschwerden führen kann. So gehen Experten nicht nur davon aus, dass Zink an über 200 Enzymen beteiligt ist, sondern auch eine wichtige Rolle im Neurotransmitterhaushalt und im Leberstoffwechsel spielt.

Aber auch das Immunsystem ist auf das Vorhandensein eines ausreichenden Zinkvolumens angewiesen. Das Immunsystem benötigt

Zink, um die Abwehr gegenüber unerwünschten Eindringlingen aufrecht zu erhalten. Ein Zinkmangel führt schließlich zu einer Immundepression.

Zinkmangel ist wesentlich weiter verbreitet als gemeinhin bekannt. Dabei sind die Ursachen für Mangelzustände sehr vielfältig und häufig auf eine unzureichende Zufuhr zurückzuführen, aber auch aufgrund von Resorptionsstörungen aufgrund von entzündlichen Darmerkrankungen und Störungen der Bauchspeicheldrüsenfunktion. Weitere Krankheitsbilder, bei denen ein Zinkmangel auftreten kann, sind Infektionen, Diabetes, Nieren oder Lebererkrankungen, Gewebezerstörungen wie entzündlich rheumatische Erkrankungen und verschiedene Krebsarten.

Bei einer längerfristigen Zinkeinnahme sollte auf mögliche Wechselwirkungen bezüglich Kupfer, Mangan, Vitamin A, Eisen und Kalzium geachtet werden, wenn über einen Zeitraum von mehreren Wochen eine Dosis von mehr als 25 mg eingenommen wird. Durch die übermäßige Zinkzufuhr kann es nämlich zu Eisen und Kupferverlust kommen.

Gehirnentgiftung

Eine besondere Herausforderung bei der Ausleitung von Giftstoffen stellt die Gehirnentgiftung dar. Das Gehirn wird durch die sog. Blut-Hirn-Schranke abgeschottet, so dass viele Stoffe in das Gehirn nicht eindringen können. Dies ist zwar einerseits eine wichtige Schutzfunktion für das Gehirn, aber andererseits erschwert es den Zugang von entgiftenden Substanzen.

Dabei ist bei vielen Patienten mit einer chronischen Schwermetallvergiftung häufig das Gehirn betroffen und muss unbedingt entgiftet werden, um langfristige Folgeschäden zu vermeiden. Schwermetallablagerungen sollen nämlich mit diversen ernsthaften Erkrankungen in Verbindung stehen wie Alzheimer, Depressionen, Multiple Sklerose und einige weitere.

Wenn man diese Gefahr kennt, ist man selbstverständlich besonders daran interessiert, bei der Entgiftungstherapie auch unbedingt das Gehirn mit einzuschließen.

Derzeit kennt man zwei Präparate, die die Blut-Hirnschranke passieren können und aus diesem Grund mittlerweile einen hohen Stellenwert innerhalb der Entgiftungsmethoden errungen haben. Einerseits ist dies das Korianderkraut und andererseits ist es DMSA. Selbst die beiden anderen synthetischen Chelatbildner DMPS und EDTA verfügen nicht über die Fähigkeit, das Gehirn zu erreichen.

Die aus dem Gehirn mobilisierten Schwermetalle erreichen über die Lymphe und die Blutbahn die Entgiftungsorgane, so dass sie aus dem Körper ausgeschieden werden können.

Kritisch zu betrachtende Methoden

Ergänzend zu den im vorhergehenden Kapitel vorgestellten Entgiftungsmethoden möchte ich der Vollständigkeit halber auch auf Verfahren hinweisen, die mir persönlich nicht geholfen haben und auch von vielen Therapeuten als äußerst kritisch betrachtet werden, wenn es um die Entgiftung geht.

Leider ist es äußerst schwierig, sich aufgrund vieler kontroverser Diskussionen und Erfahrungen diverser Therapeuten für die wirklich sinnvollen Behandlungen zu entscheiden. Denn auch erfahrene Umweltmediziner sind bei der Anwendung von Ausleitungstherapien nicht immer einer Meinung. Das macht die Entscheidung für den Betroffenen nicht gerade leichter.

Auch ich kenne diese immer mal wieder auftretenden Unsicherheiten, sobald man wieder etwas irgendwo gelesen hat, was die eigene Therapie in Misskredit bringt. Ärgerlich ist es, wenn man nach viel Zeit und Geld feststellen muss, dass die eine oder andere Therapie leider ohne Erfolg war. Aber noch wesentlich schlimmer ist es, wenn man nach oder auch noch während einer Therapie feststellt, dass es einem schlechter als vorher geht. Da wächst verständlicherweise auch die Angst, ob man seinem Körper womöglich mehr geschadet als genutzt hat. Denn immer mal wieder wird von einigen Therapien behauptet, sie würden die chronische Vergiftung nur verschlimmern, indem die Schwermetalle in das Gehirn oder andere Körperregionen verschoben würden.

Von den in diesem Buch zusammengestellten Entgiftungsmethoden sind die meisten sehr gängige Verfahren, die von Umweltmedizinern angewendet werden. Und fast alle Methoden habe ich selbst ausprobiert, viele von ihnen praktiziere ich seit vielen Jahren.

Damit Ihnen dieses Buch einen allumfassenden Überblick über die gängigen Entgiftungsverfahren gibt, möchte ich Ihnen an dieser Stelle auch die Methoden vorstellen, die aufgrund meiner eigenen Erfahrungen überdacht werden sollten, wenn es um Entgiftung geht. Wenngleich es auch für diese Methoden einige Befürworter gibt.

Bioresonanztherapie

Die Bioresonanztherapie ist eine Behandlungsform, die ich grundsätzlich sehr schätze und die ich selbst auch in bestimmten Fällen anwende. Sie kann sehr effektiv bei zahlreichen Erkrankungen helfen, aber nach meinen Erfahrungen leider nicht direkt bei Entgiftungen.

Ich weiß sehr wohl, dass dies äußerst kontrovers diskutiert wird, denn ich habe selbst diverse undankbare Diskussionen mit Herstellern und Anwendern zu diesem Thema geführt. Dabei musste ich immer wieder erfahren, dass viele Anwender trotz bekannter Vorbehalte weiterhin die Bioresonanz zur Ausleitung von Schwermetallen einsetzen und die durchaus bekannten Vorbehalte einfach ignorieren.

Vor einigen Jahren hatte ich das heutige Wissen noch nicht und war, wie viele von Ihnen, auf der Suche nach Lösungen, wie ich mich von meiner chronischen Schwermetallvergiftung befreien konnte. So stieß ich irgendwann auf die Bioresonanz. Bei der anfänglichen Bioresonanz-Austestung wurde die Belastung mit Quecksilber und Palladium bestätigt. In den darauffolgenden Monaten sollten die Schwermetalle durch regelmäßige Bioresonanzanwendungen ausgeleitet werden. So wie Sie vermutlich auch, war ich voller Hoffnung und Zuversicht und investierte viel Zeit und Geld in diese Therapie, um endlich gesünder zu werden. Und tatsächlich: die Werte wurden fast von Sitzung zu Sitzung viel besser.

Nach einigen Monaten waren die Schwermetalle dann nicht mehr mit dem Bioresonanzgerät auffindbar, so dass mir die Heilpraktikerin voller Freude mitteilte: ‚Es ist geschafft, die Schwermetalle sind Sie endlich los!'

Natürlich habe ich mich damals irrsinnig gefreut über diesen angeblich so tollen Erfolg. Denn schließlich hatte ich bis dahin schon etwa 5 Jahre lang herumgedoktert, um meine Schwermetalle los zu werden. Da ist so eine Nachricht, von den Schwermetallen endgültig befreit zu sein, doch ein großes Geschenk.

Leider war die Freude nur von äußerst kurzer Dauer. Denn trotz der so tollen Messergebnisse fühlte sich mein Körper ganz und gar nicht danach an, als sei er alles los. Ich fühlte mich unverändert schlecht und hatte nach wie vor zahlreiche Symptome, die geradezu klassisch sind für eine chronische Schwermetall-Vergiftung.

Einige Monate später wurde ich schließlich in einer Umweltklinik aufgenommen, wo anhand von Chelatbildnern eine Schwermetallvergiftung überprüft wurde. Und was sagten die Laborergebnisse? Referenzüberschreitende Werte bezüglich Quecksilber, Kupfer, Palladium, Blei, Chrom und einiges anderes. Also wozu hatte ich die Bioresonanztherapie durchgeführt?

Nach Rücksprache mit meiner Umweltärztin erfuhr ich schließlich, dass sie diese Fälle immer wieder in der Klinik erlebte. Viele ihrer Patienten seien der Meinung, die Schwermetalle mit der Bioresonanztherapie los geworden zu sein, aber klagten dennoch über zahlreiche typische Schwermetallvergiftungs-Symptome. Und die in der Klinik durchgeführten Labortests mithilfe der Chelatbildner zeigten schließlich auch immer wieder hohe toxische Belastungen – trotz der durchgeführten Ausleitungen mit Bioresonanz.

Meine Umweltärztin wies mich schließlich darauf hin, dass es durch die Bioresonanz zu möglichen Verschiebungen der Schermetalle innerhalb des Körpers kommen könne, was die ganze Erkrankung noch gefährlicher machen würde, als sie es eh schon war.

Liebe Leser, dies sind meine ganz persönlichen Erfahrungen, die ich gemacht habe, die mir aber mittlerweile auch einige andere Betroffene bestätigten, indem sie ganz ähnliche Erfahrungen gemacht hatten. Letztendlich muss natürlich jeder selbst für sich entscheiden, ob er sich für die eine oder andere Methode entscheidet.

Homöopathie
Manche homöopathisch arbeitende Therapeuten verabreichen potenzierte Quecksilbersalze wie beispielsweise Mercurius solubilis mit dem Zweck, Quecksilber aus dem Körper auszuleiten. Nach meinen Erfahrungen wird dem Körper hierdurch allerdings noch weiteres Quecksilber zugeführt und somit mehr Schaden angerichtet, als dass es zur Gesundung beitragen würde. Man geht davon aus, dass durch die homöopathischen quecksilberhaltigen Substanzen das Quecksilber zwar im Körper mobilisiert würde, es aber zu gefährlichen Verschiebungen kommt, die bis ins Gehirn reichen können.

Auch der Begründer der Homöopathie, Samuel Hahnemann, soll schon zu seiner Zeit darauf hingewiesen haben, dass Vergiftungen anders zu behandeln seien als alle anderen Krankheiten. Vergiftungen zählte er in seiner Veröffentlichung (Organon) ganz klar zu den Ausnahmen, bei denen die Homöopathie nicht eingesetzt werden darf: ‚*Hierher gehören auch verschiedene Antidote jählinger Vergiftungen.*'

Um keine Missverständnisse aufkommen zu lassen, es geht bei der Vermeidung der homöopathischen Substanzen lediglich um den Verzicht auf quecksilberhaltige Präparate. Für die Unterstützung der Entgiftungsorgane oder anderer wichtiger körperlichen Aktivierungen hingegen können Homöopathika große Dienste leisten.

Zusätzliche Maßnahmen, die die Entgiftung unterstützen von A bis Z

Neben den eigentlichen Entgiftungspräparaten und -methoden gibt es zahlreiche Möglichkeiten, den Körper während der Entgiftungsphase zusätzlich zu unterstützen.

Dabei ist die Einnahme entsprechender Präparate einerseits erforderlich, um die stark geforderten Entgiftungsorgane wie Leber, Nieren, Darm und Lymphe zu unterstützen. Hinzu kommt aber auch ein Nährstoffmangel, der meistens mit einer chronischen Vergiftung einhergeht oder aufgrund der Entgiftungsmethoden noch zusätzlich forciert wird und unbedingt ausgeglichen werden sollte.

Im Folgenden werden die wesentlichsten Nährstoffe vorgestellt, wenngleich es ganz sicher auch noch weitere sinnvolle Präparate gibt, von denen ein schadstoffbelasteter Körper profitiert.

Akupressur

Die Akupressur ist eine Heilmethode der Traditionellen Chinesischen Medizin (TCM). Sie geht wie die Akupunktur davon aus, dass Krankheiten dann entstehen, wenn der Energiefluss des Körpers durch Blockaden gestört ist. Anstatt mit Akupunkturnadeln werden die Meridiane durch eine punktuelle Druckmassage der Fingerkuppen aktiviert.

Da sie also ohne Geräte oder andere Hilfsmittel angewendet werden kann, ist sie in einigen Fällen eine ideale Methode für eine Selbstanwendung, indem mit kreisenden Bewegungen der jeweilige Punkt kräftig gedrückt wird.

Mit dieser einfachen Methode kann man auch bei plötzlich auftretenden Beschwerden sofort für eine Linderung sorgen. Voraussetzung ist, dass man die jeweils wichtigen Akupressurpunkte kennt. Ist man z. B. von plötzlicher Müdigkeit betroffen, kann es hilfreich sein, beide Ohrläppchen mit den Daumen und Zeigefingern zu massieren und anschließend ein paar Mal an den Ohrläppchen zu ziehen.

Da es über 400 Akupressur- bzw. Akupunkturpunkte gibt, ist es unerlässlich, sich anhand entsprechender Literatur zu informieren. Trotz der Möglichkeit, Akupressur in Eigenregie anzuwenden, sollten Sie immer Rücksprache mit Ihrem Arzt halten.

In den vergangenen Jahren wurde die Akupressur in einigen Punkten verändert oder vereinfacht. So haben die inzwischen bekannten Methoden Klopf-Akupressur und Thought Field Therapy ihre Basis in der klassischen Akupressur.

Akupunktur
Die Akupunktur ist ein Therapieverfahren, das seit über 2.000 Jahren in der traditionellen chinesischen Medizin angewandt wird. Mittlerweile schätzen auch viele naturheilkundlich orientierte Therapeuten die Akupunktur bei einer Vielzahl von Erkrankungen.

Die Akupunktur geht davon aus, dass Meridiane die Kanäle im Körper sind, durch die die Lebensenergie Qi fließt. Jeder Meridian ist mit einer Organgruppe oder einem einzelnen Organ verbunden, so dass über die Stimulierung des Meridians die verschiedenen Körperregionen erreicht werden können.

Sie ist eine Reiz- bzw. Regulationstherapie, die anhand von 15 bis 20 Akupunkturnadeln durchgeführt wird. Es sollten immer so wenige Nadeln wie möglich gesetzt werden, aber in Einzelfällen kann eine höhere Anzahl erforderlich sein. Die Nadeln werden je nach Beschwerdebild an den entsprechenden Meridianen leicht in die Haut gepiekst. Somit werden die jeweiligen Organe in ihrer Aktivität angeregt und die Selbstheilungskräfte aktiviert.

Durch Akupunktur kann die Ausleitung hilfreich unterstützt werden. Hierbei werden hauptsächlich die Meridiane der Ausscheidungsorgane aktiviert, so dass die Entgiftungsleistung gestärkt wird.

Eine Akupunkturtherapie besteht insgesamt aus 10 bis 15 Sitzungen. Jede Anwendung dauert etwa 30 Minuten und wird meistens in bequemer Liegeposition durchgeführt. Bei der Ohrakupunktur findet die Anwendung im Sitzen statt, indem nur Akupunkturpunkte am Ohr behandelt werden. Diese Art der Akupunktur wurde von dem französischen Arzt Dr. Nogier entwickelt, als er feststellte, dass sich in den Ohren Reflexzonen befinden, die den gesamten Körper erreichen.

Die moderne Medizin hat die klassische Akupunktur in einigen Punkten weiterentwickelt. So werden anhand von Laser oder Elektroakpunktur-Anwendungen die Meridiane nicht durch Nadeln aktiviert, sondern durch Elektro- bzw. Laserenergie.

Bewegung und Sport

Durch Bewegung und sportliche Aktivitäten werden der Stoffwechsel, die Schweißproduktion, Verdauung und Durchblutung des gesamten Körpers angeregt, was zu einer intensiven Ausscheidung von Schlackenstoffen beiträgt. Außerdem kommt es zu einer verbesserten Versorgung der Zellen mit Sauerstoff. Dieser Effekt kann gesteigert werden, wenn die Sportart an der frischen Luft erfolgt.

Besonders effektiv ist Joggen, aber auch Walking, Nordic Walking und Radfahren sind günstige Sportarten.

Wichtig ist, dass kein falscher Ehrgeiz entwickelt wird, weil sich zu große körperliche Anstrengung kontraproduktiv auf den Gesundungsprozess auswirken kann.

Calcium

Kalzium ist der wichtigste Mineralstoff, den der menschliche Organismus benötigt. Schließlich besteht der Körper eines Erwachsenen in Form des Skelettes zu über einem Kilo aus Calcium.

Da viele Patienten mit einer Schwermetallbelastung unter Allergien leiden, ist Calcium ein wichtiges Nahrungsergänzungsmittel für diese Personengruppe. Denn Calcium gilt als ein allergielinderndes Präparat. Insbesondere Personen mit einer Histaminintoleranz können von dem Einsatz von Calcium sehr profitieren, weil Calcium als ein natürliches Antihistaminikum wirkt. Dies wird darauf zurückgeführt, dass Calcium eine stabilisierende Wirkung auf die Plasma-Membran ausübt. Darüber hinaus hemmen Calcium-Ionen die Freisetzung von Histamin aus den Mastzellen. Somit kann in vielen Fällen das Auftreten der allergischen Beschwerden verhindert werden. Es empfiehlt sich eine tägliche Einnahme von 500 bis 2.000 mg, die auf den ganzen Tag verteilt werden sollte.

Zu 99% befindet sich das im Körper enthaltene Calcium im Skelett, was die Bedeutung von Kalzium für die Knochen sehr deutlich macht. Auch wenn zwischenzeitlich viele neue Erkenntnisse zur Osteoporose-Entstehung gewonnen wurden, steht Calcium immer noch im Fokus, wenn es um Osteoporose-Diskussionen geht.

Besteht ein langandauernder Calciummangel, greift der Körper auf die Reserven in den Knochendepots zurück, um das sonst auftretende Defizit auszugleichen. Damit wird die Stabilität des Knochens allerdings gefährdet und der Entstehung von Osteoporose Vorschub geleistet.

Auch wenn es gern und oft von entsprechenden Stellen gebetsmühlenartig verbreitet wird: Milch und Milchprodukte sind keine Garanten dafür, dass keine Osteoporose auftritt. Hier gibt es mittlerweile Erkenntnisse, die dazu veranlassen, den Milchproduktkonsum nicht vorbehaltlos mit zu machen. Allein die Tatsache, dass z. B. asiatische Völker kaum an Osteoporose erkranken, obwohl sie keine Milchprodukte zu sich nehmen, sollte zumindest nachdenklich stimmen.

Ursachen von Kalziummangel liegen häufig in Verdauungsstörungen und einer mangelnden Kalziumzufuhr. Aber auch Bewegungsmangel, Vitamin D Mangel, übermäßiger Kaffeekonsum und Fleischverzehr, sowie Stress können die Kalziumbilanz negativ beeinflussen.

Cellsymbiosistherapie® nach Dr. med. Heinrich Kremer
Die Cellsymiosistherapie® nach Dr. med. Heinrich Kremer wird auch als Protokolllösung bezeichnet. Bei dieser einzigartigen Therapieform hat Dr. Kremer seine Erkenntnisse seiner über 20-jährigen Forschungen zugrunde gelegt, nach denen er chronische Erkrankungen auf eine Funktionsüberlastung der Mitochondrien zurückführt.

Da die Mitochondrien auch durch eine Schwermetallvergiftung überlastet werden, wenden einige Therapeuten die Cellsymbiosistherapie® auch als einen wichtigen Bestandteil einer Entgiftungstherapie an.

Die Cellsymbiosistherapie® besteht aus regelmäßigen Infusionen, die eine spezielle Mischung aus hochdosierten Antioxidantien, Mineralien und Aminosäuren beinhalten und zur Regeneration der Mitochondrien führen sollen.

Curcuma

Bereits seit über 3000 Jahren ist Curcuma in Indien als heiliges Gewürz bekannt – und gilt seit jeher in der ayurvedischen Medizin als überaus erprobte und bewährte Heilpflanze. Seit dem frühen Mittelalter findet Curcuma auch in Europa und Nordafrika Verwendung. Aber trotz seiner langen Tradition als Heilpflanze erweckt es derzeit in Deutschland den Eindruck, als wäre es eine gerade erst entdeckte neue Modepflanze.

Der eigentlich medizinisch wirksame Bestandteil ist das Curcumin. Bewährt hat sich Curcuma vor allem bei Erkrankungen der Leber und der Galle, was es für Patienten mit einer chronischen Vergiftung so wertvoll macht. Es soll aber auch in der Lage sein, einen schadstoffbelasteten Organismus direkt durch Entgiftung zu entlasten und die Produktion von Glutathion zu stimulieren.

Elektrosmog-Meidung

Elektromagnetische Strahlungen stehen im Verdacht, die Ausleitung von Quecksilber zu behindern. In Untersuchungen wurde festgestellt, dass Ausleitungen in funkarmen Gegenden erfolgreicher verlaufen als in elektromagnetisch stark belasteten Regionen.

Entsäuerung

Zivilisationskrankheiten wie Fibromyalgie, Arthrose, Rheuma, Tinnitus bis hin zu zahlreichen Allergien stehen heute unter Verdacht, die Folgen einer chronischen Übersäuerung zu sein. Da die Naturheilkunde Krankheiten nach ihrem Ursachenprinzip betrachtet, gehen immer mehr Therapeuten dazu über, die Entsäuerung als Basis jeder erfolgreichen Therapie in Behandlungen zu integrieren.

Und dies gilt unbedingt auch für eine ganzheitliche Therapie einer chronischen Schwermetallvergiftung. Denn es ist auffällig, dass viele dieser Patienten zu einer ständigen Übersäuerung neigen und der Körper ein saures Milieu aufweist. Häufig kann die Entgiftung wesentlich effektiver erfolgen, wenn eine Umstimmung in ein basisches Milieu erreicht wird. Experten gehen auch davon aus, dass sich Schwermetalle in einem sauren Milieu aggressiver verhalten als in einem basischen Umfeld.

Eine ganzheitliche Diagnostik sollte somit auch eine Säure-Basen-Analyse beinhalten, um festzustellen, inwieweit die Basenpufferreserven erschöpft sind und in welchem Umfang eine Säure-Basen-Therapie angezeigt ist. Dies kann durch einfaches Messen des pH-Wertes des Urins erfolgen.

Doch was ist eigentlich eine Übersäuerung? Saurer Regen und übersäuerte Böden sind als bedrohliche Umweltschäden in aller Munde. Dass auch der menschliche Organismus übersäuern kann und dies zu schwerwiegenden gesundheitlichen Schäden führt, wird im Gesundheitswesen immer noch zu selten berücksichtigt.

Damit im menschlichen Organismus zahlreiche komplizierte Stoffwechselprozesse ablaufen können, benötigt dieser einen ausgeglichenen Säure-Basen-Haushalt. Besonders die umfang reichen Enzymleistungen können nicht mehr aufrechterhalten werden, wenn der Körper übersäuert und damit der pH-Wert des Blutes, der Gewebsflüssigkeiten und der Organstrukturen nicht basisch ist.

Zwar kann der Körper den pH-Wert des Blutes konstant halten, aber innerhalb der Gewebsflüssigkeiten und den Körperzellen kommt es zu starken Säureansammlungen, wenn dem Körper nicht ausreichend basische Nährstoffe zugeführt werden.

Das Ergebnis ist eine chronische Übersäuerungssituation des Körpers. Entsäuerungsexperten gehen sogar so weit, dass Sie einen übersäuerten Organismus als Basis für Zellenentartungen – also Krebszellen – sehen. So beziehen ganzheitlich ausgerichtete onkologische Kliniken mittlerweile in ihre Behandlungen gezielte Entsäuerungen ein.

Säurebildende Lebensmittel wie Zucker, Weißmehl, Fleisch, Alkohol, Kaffee und Nikotin werden in der heutigen Zeit in viel zu großen Mengen konsumiert. Weiterhin wirken tagtäglich viele Umweltbelastungen wie Umweltschadstoffe, Autoabgase, Medikamente und vieles mehr auf uns ein. Diese werden vom Organismus zu Säuren verstoffwechselt mit dem Ergebnis einer Schlackenbildung und Mineralstoffverarmung. Wenn dann noch emotionale Komponenten wie Stress, Hektik, Ärger und Lärm als Säurebildner hinzukommen, droht der Körper zu übersäuern.

In der Umwelt neutralisiert und remineralisiert man übersäuerte Böden mit der Zufuhr von basischem Kalk, um wieder ein ausgeglichenes Säure-Basen-Gleichgewicht herzustellen. Genauso verhält es sich mit dem menschlichen Organismus, den man mit Basenpulver bestehend aus Mineralstoffen, basischer Ernährung und Entsäuerung wieder in ein gesundes Gleichgewicht bewegen kann.

Sehr hilfreich sind basische Voll- und Fußbäder und Wickel, denn nach dem Gesetz der Osmose werden im Körper befindliche Säuren durch den Konzentrationsausgleich über die Haut ausgeleitet.

Die basische Ernährung besteht aus Gemüse und Obst und täglich 2 bis 3 Litern Kräutertee und kohlesäurefreiem Trinkwasser. Idealerweise trinken Sie basisches Wasser, das Sie anhand eines speziellen Wassergerätes zu Hause ganz leicht selbst herstellen können. Dieses Trinkwasser können Sie mit sehr hohen basischen Werten produzieren und auf diesem Wege einen wertvollen Beitrag für Ihren Säure-Basen-Haushalt leisten.

Homöopathie
Wie im Kapitel ‚Kritisch zu betrachtende Entgiftungsverfahren' beschrieben, ist die Homöopathie für den Einsatz zur direkten Entgiftung nicht unbedenklich. Allerdings kann sie hervorragende Dienste leisten, wenn es um unterstützende Maßnahmen geht. Denn durch homöopathische Substanzen können der Stoffwechsel und die Selbstheilungskräfte aktiviert werden. Außerdem ist es sinnvoll, mit individuell ausgewählten homöopathischen Mitteln die geschwächten Entgiftungsorgane gezielt zu unterstützen.

Homöopathisch arbeitende Therapeuten machen immer wieder die Erfahrung, dass die homöopathischen Substanzen oftmals viel besser wirken, wenn vorab bereits verschiedene Entgiftungsmaßnahmen durchgeführt wurden. Man vermutet, dass sich der Organismus zuvor in einer Entgiftungs- und Regulationsstarre befand und die Homöopathie in ihrer Wirkung geschwächt wurde. Die durch die Homöopathie übermittelten Heilinformationen sind zwar chemisch nicht mehr messbar, aber durch physikalische Schwingungsmuster erzeugen sie ihre Wirkung.

Von Kritikern wird immer mal wieder der Placebo-Effekt der Homöopathie thematisiert, auf den die Wirkung der homöopathischen Substanzen zurückzuführen sei. Da die Homöopathie allerdings sehr erfolgreich auch bei Tieren und kleinen Kindern eingesetzt werden kann, dürfte dies Beweis genug dafür sein, dass es sich bei der Homöopathie nicht um eine Placebo-Wirkung handeln kann.

Immunsystemstärkung

An die Wichtigkeit eines funktionierenden Immunsystems wird bei einer chronischen Schwermetallvergiftung häufig leider nicht gedacht.

Ein intaktes Immunsystem spielt bei der Behandlung der Vergiftung eine ganz wesentliche Rolle. Da aufgrund der Schwermetalle das Immunsystem häufig geschwächt ist, finden Mitbewohner wie Candida, Borrelien, Epstein-Bar-Virus (EBV) und diverse andere nämlich ideale Voraussetzungen vor, um sich im Organismus erfolgreich einzurichten.

Um das Immunsystem aktivieren zu können, ist es unerlässlich, die Ursache für die Immunschwäche herauszufinden. Diese Ursachenforschung ist häufig ein Thema in naturheilkundlichen Praxen und wird in schulmedizinischen Ausrichtungen nicht so sehr verfolgt.

Dabei können die Ursachen sehr vielfältig sein und reichen von dem Vorhandensein von Umweltgiften im Organismus, einer Unterversorgung mit Vitaminen, Mineralien und Spurenelementen, einer gestörten Darmflora, Schlafstörungen, Stress bis hin zu früheren Infektionen und schlechter Ernährung – um nur einige der Gründe zu nennen.

Spätestens mit der Diagnose einer der Schwermetallvergiftung sollte das Immunsystem stabilisiert werden. Hierfür eignen sich viele Methoden aus dem Bereich der Naturheilkunde. Für den Erfolg ist allerdings eine aktive Mitarbeit des Patienten unerlässlich. Gehört eine Stabilisierung des Immunsystems zum Behandlungskonzept, dann ist dies nicht mit der täglichen Einnahme von einer einzigen Tablette erledigt.

Die Aktivierung des Immunsystems kann durch vielfältige Maßnahmen erfolgen. Hier eignen sich verschiedene Phytopräparate, homöopathische Mittel, Vitamine, diverse Nahrungsergänzungsmittel, Sport, Sauna und Infrarotkabinenbesuche sowie diverse Entspannungstechniken zur Stressreduzierung. Namentlich sind dies beispielsweise Präparate wie Echinacea, Vitamin C, Vitamin E, Zink, Darmflorapräparate, Colostrum, Q10 sowie Qi Gong und Tai Chi. Auch alternative Anwendungen wie Reiki und Akupunktur sowie Akupressur können das Immunsystem unterstützen.

Als besonders effektiv gilt das Schwarzkümmelöl. Es wird in der arabischen Welt, in Indien und Äthiopien seit vielen Jahren traditionell in der Volksmedizin eingesetzt. Aufgrund der über 100 hochwirksamen Inhaltsstoffe wie mehrfach ungesättigten Fettsäuren, den Vitaminen A, D,

E, und B sowie Zink, Selen und Magnesium – um nur einige von ihnen zu nennen – gilt Schwarzkümmelöl als ein wahrer Immunbooster. Besonders hochwertig soll das kaltgepresste Öl aus dem ägyptischen Samen sein.

Es gibt also ein reichliches Angebot an verschiedenen hochwertigen Produkten, um sein Immunsystem auf Vordermann zu bringen.

Aber es ist nicht immer nur mit der Zufuhr von Präparaten getan, sondern so lange ein Störfaktor vorhanden ist und dieser nicht ausgeschaltet wird, kämpft man gegen Windmühlen. Wer beispielsweise unter Schlafstörungen leidet, sollte tunlichst dafür Sorge tragen, diese zu beseitigen. Denn insbesondere ein gesunder Schlaf ist eine der wichtigsten Voraussetzungen für ein intaktes Immunsystem.

Oder wer z. B von einer chronischen Schwermetallbelastung betroffen ist, sollte unbedingt diese Schadstoffe aus dem Körper ausleiten, weil durch deren Anwesenheit das Immunsystem permanent überfordert wird.

Gleiches gilt auch für unverträgliche Nahrungsmittel. Werden trotz vorhandener Intoleranzen die unverträglichen Lebensmittel weiterhin verzehrt, führt dies zu einer Überstrapazierung des Immunsystems. Lesen Sie hierzu das Kapitel ‚Ernährung'. Denn eine gesunde Ernährung sollte zwar grundsätzlich aus ‚gesunden Lebensmitteln' bestehen, aber dies gilt auch nur so lange, wie diese überhaupt vertragen werden. Ernähren Sie sich beispielsweise gerne von Vollkornprodukten, aber haben eine Glutenintoleranz, so fügen Sie mit diesen an sich gesunden Nahrungsmitteln Ihrem Körper großen Schaden zu.

Einige ganzheitlich arbeitende Therapeuten greifen zur Immunstützung auch gerne zu individualisierten Immun-Stimulantien aus dem Bereich der sog. Mikroimmuntherapie. Dieses Verfahren wenden bisher nur wenige Therapeuten in Deutschland an, denn es ist derzeit noch relativ unbekannt. Es wird auch bei anderen chronischen Virenbelastungen wie z. B. dem Epstein-Bar-Virus (EBV) eingesetzt.

Magnesium

Magnesium hat zahlreiche Funktionen und ist am Energiestoffwechsel beteiligt, es unterstützt die Erregungsleitung des Nervensystems und die Muskelfunktionen. Außerdem ist Magnesium in die Produktion von über 300 Enzymen involviert und reinigt den Organismus von Umweltgiften. Aufgrund dieser vielfältigen Beteiligung von Magnesium an umfangreichen Stoffwechselvorgängen gehört Magnesium zu den wichtigsten Nährstoffen, die der Organismus für die Gesunderhaltung benötigt.

Die optimale Magnesiumaufnahme ist von verschiedenen Faktoren abhängig. So kann der Körper das zugeführte Magnesium nur dann vollständig verwerten, wenn die Resorption im Dünndarm und die Magnesiumverteilung im Körper optimal ablaufen. Auch die Funktionstüchtigkeit der Niere spielt eine große Rolle. Liegt eine Beeinträchtigung der Nierenfunktion vor, ist es ratsam, die Dosierung mit dem behandelnden Therapeuten abzuklären. Durch die gleichzeitige Einnahme von Aminosäuren kann Magnesium besonders gut vom Körper resorbiert werden.

Auch durch die Verteilung von Magnesium auf täglich drei kleinere Portionen anstatt einer einmaligen Einnahme kann die Resorption verbessert werden.

Magnesium kann aufgrund seiner vielfältigen Wirksamkeiten bei zahlreichen Beschwerdebildern hilfreich eingesetzt werden. Hierzu dienen bestimmte Herzerkrankungen, Muskelkrämpfe und das chronische Erschöpfungssyndrom. Werden Auffälligkeiten im Magnesiumhaushalt diagnostiziert, so besteht häufig ein Zusammenhang mit chronischer Erschöpfung. Mittlerweile gehört Magnesium zur Standardtherapie, um den chronisch erschöpften Patienten wieder zu mehr Energie und körperlicher Leistungsfähigkeit zu verhelfen. Aber auch Personen mit einer Beeinträchtigung von Nerven und Muskelfunktionen profitieren von der Magnesiumeinnahme.

Eine ganz entscheidende Rolle scheint Magnesium ebenso in der Prophylaxe bei Schlaganfällen zu spielen. Dies belegt eine Studie der Forscher der amerikanischen Universität Minnesota. Sie stellten fest, dass bei einem hohen Magnesiumspiegel das Risiko für einen Schlaganfall um 25% reduziert war. Die tägliche Magnesiumzufuhr sollte bei Erwachsenen bei 300 bis 400 Milligramm betragen, doch die amerikanischen Forscher stellten fest, dass die durchschnittliche tägliche Einnahme deutlich darunter lag.

Eine individuell zu hoch gewählte Dosierung lässt sich einfach am Stuhlverhalten beobachten. Da Magnesium in hoher Dosierung abführend wirken kann, sollte die Einnahmemenge reduziert oder auf mehrere tägliche Portionen verteilt werden, sobald man bemerkt, dass der Stuhl zu weich wird. Da zu viel aufgenommenes Magnesium wieder ausgeschieden wird, kommt es bei gesunden Menschen eher nicht zu einer Überdosierung. Vorsicht ist allerdings geboten bei Nierenpatienten, wie bereits erwähnt.

Bei verschiedenen Faktoren wie z. B. Herzerkrankungen, häufigem Schwitzen, Leistungssport, zu hohem Alkoholkonsum, regelmäßigem Verzehr von Abführmitteln, lang andauerndem Durchfall, Darmerkrankungen und der Einnahme von Medikamenten wie Amphotericin B, orale Verhütungsmittel, Abführmittel, Diuretika und Aminoglykoside kann sich der Magnesiumbedarf erhöhen bzw. ein Magnesiummangel entwickeln. Wird der erhöhte Magnesiumbedarf nicht berücksichtigt, können sich diverse Beschwerden entwickeln.

Wer einen zu niedrigen Magnesiumspiegel aufweist, kann dies durch unterschiedliche Symptome feststellen wie Muskel und Wadenkrämpfe, Schwindel, Kopfschmerzen, Herzbeschwerden wie Herzrasen und -krämpfe, Nervosität und Probleme im Magen-Darm-Bereich wie Übelkeit, Durchfall, Erbrechen und Bauchkrämpfe.

Um den täglichen Magnesiumbedarf abzudecken, kann man mit gezielter Ernährung viel erreichen. Lebensmittel mit überdurchschnittlicher Menge (mehr als 100 mg Magnesium pro 100 g) sind Vollkornprodukte, Kleie, grünes Gemüse, Nüsse, Bohnen, Erbsen, Sesamsamen, Sonnenblumenkerne und Haferflocken.

Auch Schüsslersalze sind eine hervorragende Möglichkeit, den Körper mit ausreichend Magnesium zu versorgen.

Bei Krämpfen wie z. B. Wadenkrämpfen, Darmkoliken und festsitzenden Blähungen ist die sog. ‚Heiße 7' ein ideales Mittel, um die Beschwerden zu lindern. Hierzu werden ca. 10 Tabletten der Schüssler Salze Nr 7 in Wasser aufgelöst und anschließend in kleinen Schlucken getrunken.

Mariendistel

Die Mariendistel wird auch als Silymarin bezeichnet und gilt als eine der wichtigsten pflanzlichen Substanzen, um die Leber zu unterstützen. Dabei wird die Leber vor schädlichen Toxinen geschützt und die Regeneration der Leberzellen angeregt.

Die Wirkung der Mariendistel wird auch in der Schulmedizin geschätzt, indem bei akuten Knollenblätterpilzvergiftungen häufig Mariendistel in hohen Dosierungen verabreicht wird.

Bei chronischen Vergiftungen ist eine regelmäßige und längerfristige Einnahme von 200 mg bis 400 mg empfehlenswert, um die Leber in ihrer Entgiftungsfunktion zu unterstützen. Die Mariendistel führt neben der allgemeinen Verbesserung der Entgiftungsleistung der Leber außerdem zu einer Steigerung des Glutathionlevels in den Zellen.

Omega3- und Omega6-Fettsäuren

Die Einnahme von ungesättigten Fettsäuren ist besonders bei einer Belastung mit Quecksilber wichtig. Dies gilt noch mehr, wenn das Gehirn von der Vergiftung betroffen ist, denn die Gehirnleistung kann durch diese hochwertigen Fettsäuren deutlich verbessert werden. Auch zur Reparatur zerstörter Zellstrukturen im Nervensystem kann man Omega3- und Omega6-Fettsäuren erfolgreich einsetzen.

Omega3-Fettsäuren sind am Aufbau der durchlässigen Zellmembranen beteiligt, die für die Nährstoffversorgung sowie das Ausleiten von Schadstoffen aus den Zellen heraus wichtig sind. Außerdem wirken Omega3-Fettsäuren immunregulierend und entzündungshemmend.

Bei der Wahl des richtigen Öls ist eine ausgewogene Balance zwischen Omega3 und Omega6 wichtig, weil bei einer zu hohen Omega3-Einnahme das Omega6 in seiner Funktion unterdrückt wird. Da Omega3 in Leinöl enthalten ist und Omega6 in Sonnenblumenöl, hat sich das Mischen dieser beiden Ölsorten bewährt, und zwar im Verhältnis von 1 (Leinöl) zu 4 (Sonnenblumenöl). In dieser Form wird es beispielsweise von Dr. med. Dietrich Klinghardt empfohlen.

Wem das Mischen der Öle zu aufwändig ist, kann entsprechende Präparate mit einem ausgewogenen Verhältnis der beiden Omega-Fettsäuren bei Anbietern von Nahrungsergänzungsmitteln erwerben.

Durch einen ausgewogenen Verzehr von bestimmten Fischsorten wie u. a. Makrele, Heilbutt und Lachs kann ein Teil des Bedarfs an ungesättigten Fettsäuren gedeckt werden. Da jedoch aufgrund der Umweltbelastungen heutzutage viele Fische quecksilberbelastet sind, muss auf die Herkunft der Fische geachtet werden.

Laut Dr. Klinghardt gehören die Fettsäuren bei einer Schwermetallvergiftung unbedingt zum Behandlungskonzept, wie er auch in einem seiner Vorträge in Zürich erklärte: ‚Bei der Heilung von schwermetallgeschädigten Patienten ist die Berücksichtigung der Öle der wichtigste diätetische Punkt. Wichtiger als alles andere, ob ihr nun Vegetarier seid oder was anders, kein Punkt ist so wichtig wie die Öle.'

Q10 – der Energielieferant
Das Co-Enzym Q10 wird auch als Ubichinon bezeichnet. Es wurde erst 1957 an der Universität Wisconsin (USA) entdeckt und hat seine Bekanntheit eigentlich erst innerhalb der letzten 10 Jahre erlangt.

Der menschliche Körper ist in der Lage, Q10 selbst zu produzieren. Hierfür wird allerdings eine ausreichende Menge an bestimmten Vitalstoffen benötigt wie die Vitamine B6, B12, C, Folsäure und Pantothensäure. Q10 hat eine ähnliche Struktur wie Vitamin E und ist ebenfalls fettlöslich.

Man kann Q10 über die Nahrung zu sich nehmen, indem man Öle wie Rapsöl, Sojaöl und Sesamöl und Nüsse verzehrt. Auch tierische Nahrungsmittel wie Fleisch und fetthaltige Fischsorten sind in der Regel sehr Q10-haltig. Sie sind hier den pflanzlichen Lebensmitteln deutlich überleben. Die durchschnittliche tägliche Q10-Menge, die über die Nahrung erzielt wird, liegt bei 5–10 mg.

Durch die Fähigkeit des Körpers, Q10 selbst zu produzieren, und über eine ausgewogene Ernährung wird bei gesunden Menschen der tägliche Bedarf meistens gedeckt. Dennoch gibt es Personen, für die der Einsatz von Q10-Präparaten angezeigt ist. Zu diesen gehören vor allem diejenigen mit einer Schwermetallvergiftung, weil durch die toxische Belastung ein erhöhter Q10-Verbrauch besteht.

Mit zunehmendem Alter lässt die körpereigene Q10-Produktion stark nach, so dass besonders ältere Menschen von Q10-Präparaten sehr profitieren. Aber auch sehr stressbelastete Personen benötigen meistens zusätzliche

Präparate, um den erhöhten Bedarf abdecken zu können.

Q10 ist prinzipiell in allen Körperzellen vorhanden, aber in Zellen mit einem hohen Energieumsatz wie Herz, Leber, Bauchspeicheldrüse und Nieren findet man besonders hohe Konzentrationen. Auch bei diversen Erkrankungen wie Herzerkrankungen und Parkinson wird Q10 erfolgreich eingesetzt, um die Beschwerden zu lindern.

Q10 wird oft auch als der Energielieferant bezeichnet, weil es intensiv an der Energiegewinnung der Zellen beteiligt ist. Besonders in Zellen mit hohem Energieumsatz ist Q10 vorhanden, Q10 wird aufgrund seiner energieliefernden Eigenschaften sehr erfolgreich bei chronischer Erschöpfung eingesetzt. So wird bei den meisten CFS-Patienten (chronische Müdigkeit) eine deutliche Symptomverbesserung erreicht, wenn eine tägliche Einnahme von 100 mg Q10 verordnet wird. Aber auch bei einer täglichen Gabe von nur 60 mg konnten bei einer Studie der amerikanischen Universität Iowa bei 69% der Teilnehmer deutliche Verbesserungen der Erschöpfungssymptome erreicht werden. Dies wird darauf zurückgeführt, dass Q10 ein wichtiger Vitalstoff für die mitochondriale Energiebereitstellung darstellt.

Sauna und Schwitzen
Wenn unsere Körpertemperatur ansteigt, kommen wir in der Regel schnell ins Schwitzen. Diese Körperregulation fungiert hauptsächlich als ein natürliches Kühlsystem, damit der Organismus nicht überhitzt. Als erfreulicher Nebeneffekt werden durch die hierbei geöffneten Hautporen Schadstoffe über die Haut ausgeschieden.

Die Sauna ist eine hervorragende Methode, um den Körper ordentlich zum Schwitzen zu bringen und somit sehr hilfreich, um die Entgiftung zu unterstützen. Aufgrund einer anderen Wirksamkeit soll sie jedoch nicht in dem Maße Schwermetalle ausleiten wie die Infrarotkabine.

Um die verloren gegangene Flüssigkeit wieder zu ersetzen, sollten Sie für eine ausreichende Trinkmenge und einen Ausgleich von Mineralien sorgen.

Ernährung

Neben diversen Entgiftungsmaßnahmen kann man auch mit der richtigen Ernährung einen großen Beitrag zur Gesundung leisten. Denn wird der Körper permanent mit der falschen Nahrung versorgt, wird dieser unnötig zusätzlich belastet.

Dies gilt beispielsweise für eine Ernährung, die zu viele Säurebildner enthält wie Kaffee, Zucker, Weißmehl, Softdrinks, Alkohol, Fleisch und einige andere. Durch diese Nahrungsmittel gerät der Körper in ein übersäuertes Milieu, so dass nicht ausreichend Mineralstoffe zur Verfügung stehen.

Die ‚richtige' Ernährung schließt allerdings auch ein, dass man Nahrungsmittel meidet, auf die man allergisch reagiert. Und dabei geht es nur am Rande um die Lebensmittel, die die klassischen Allergien hervorrufen. Viel häufiger als bekannt existieren Nahrungsmittel-Unverträglichkeiten wie Histamin-, Fructose-, Gluten- und Laktose-Intoleranzen sowie weitere Intoleranzen auf einzelne Lebensmittel.

Nahrungsmittelunverträglichkeiten

Als Patient mit einer Schwermetallvergiftung ist man meistens von einer ganzen Palette unterschiedlichster Symptome betroffen, die auf den ersten Blick nichts miteinander zu tun haben. So bringen auch Therapeuten häufig die verschiedensten Beschwerden nicht in Einklang, so dass wichtige Zusammenhänge schnell übersehen werden. Einer dieser klassischen Zusammenhänge besteht zwischen der Schadstoffbelastung und unverträglichen Nahrungsmitteln.

Dabei sind die Nahrungsmittelunverträglichkeiten bei jedem Betroffenen anders ausgeprägt. Denn während sie sich bei dem einen durch unterschiedlich auftretende Beschwerden wie Juckreiz, Schweißausbrüche, Blähungen und Koliken äußern, sind andere von Ekzemen oder Atemnot betroffen. Meistens treten die Beschwerden zeitlich verzögert nach dem Verzehr von bestimmten Lebensmitteln auf.

So lange dem Körper die unverträglichen Lebensmittel zugeführt werden, kommt er nicht zur Ruhe. Denn durch die unvollständige Verdauung entstehen belastende Stoffwechselprodukte, die über die Entgiftungsorgane zusätzlich entsorgt werden müssen. Außerdem wird das

Immunsystem ständig überstrapaziert, da sich dieses als Antwort auf unverträgliche Nahrungsbestandteile immer in Alarmbereitschaft befindet. Die Antwort des Immunsystems äußert sich schließlich durch diverse Symptome.

Dabei ist die Menge der symptomauslösenden Nahrungsmittel individuell unterschiedlich. Bei einer Person kann schon ein Stückchen Schokolade zu Beschwerden führen, bei dem anderen Betroffenen reagiert der Körper erst nach dem Verzehr von zwei ganzen Riegeln.

Während der eine von einer Histaminintoleranz betroffen ist, verträgt der andere keine fructosehaltigen Lebensmittel. Bei sehr stark betroffen Personen kann sich die Auswahl der verträglichen Nahrungsmittel sogar so enorm eingrenzen, dass sie von jeglichen bekannten Nahrungsmittelintoleranzen betroffen sind wie Histamin-, Gluten-, Fructose- und Laktose-Intoleranz. Außerdem kommen dann häufig noch Nahrungsmittel-Unverträglichkeiten hinzu, die mittels eines IgG-Tests aufgedeckt werden. Die Testverfahren für Nahrungsmittel-Intoleranzen sind ganz andere als diejenigen, die bei klassischen Allergien durchgeführt werden. Das hat zur Folge, dass diese Art der Nahrungsmittel-Unverträglichkeiten in der Regel von Allergologen nicht diagnostiziert werden. Sie wenden lediglich die Testverfahren an, die eine klassische Allergie anhand eines IgE-Tests diagnostizieren.

Das Thema der Nahrungsmittelintoleranzen ist äußerst komplex und vielfältig. Umweltmediziner gehen davon aus, dass zwischen Schadstoffbelastungen und Nahrungsmittel-Unverträglichkeiten enge Zusammenhänge bestehen. Für eine erfolgreiche Ausleitungstherapie ist es zwingend erforderlich, die unverträglichen Nahrungsmittel zu identifizieren und anschließend einen längeren Zeitraum zu meiden. So werden das Immunsystem und der Verdauungstrakt entlastet.

Das Problem ist jedoch, dass vielen Menschen gar nicht bewusst ist, dass sie von Nahrungsmittel-Intoleranzen betroffen sind. Sie haben sich nämlich schon so sehr an ihre Symptome gewöhnt, dass sie sie geradezu als Normalzustand ansehen. Aber ist es tatsächlich normal, ständig wiederkehrende Blähungen zu haben, nach bestimmten Mahlzeiten schlagartig Durchfall bekommt oder von einer lästigen chronischen Verstopfung betroffen ist? Auch ein Reizdarm ist im Übrigen häufig nichts anderes als eine nicht erkannte Nahrungsmittel-Intoleranz und hat in viel weniger Fällen tatsächlich mit der Psyche zu tun als es allgemein dargestellt wird.

Wenn Sie tatsächlich unter Verdauungsproblemen leiden, sollten Sie über dieses Thema unbedingt nachdenken. Mit meinen Büchern über Nahrungsmittel-Intoleranzen sind schon viele hundert Menschen ‚mit der Nase darauf gestoßen'.

Achten Sie bei Ihrer Ernährung außerdem auf folgende Aspekte:
1 Vermeiden Sie raffinierten Zucker, da er nicht nur zu einer Vielzahl von gesundheitlichen Problemen führt, sondern außerdem auch als Vitaminräuber auftritt.
2 Vermeiden Sie Lebensmittel mit chemischen Zusatzstoffen. Insbesondere E-Nummern sollten gemieden werden, da diese häufig auf Schimmelpilzbasis hergestellt werden.
3 Verzichten Sie auf Lebensmittel, die Glutamat enthalten. Dieses wird nicht nur in den meisten Chinesischen Restaurants verwendet, sondern auch in sehr vielen Fertigprodukten, insbesondere in Fertigsaucen. In Tierversuchen konnte ein Zusammenhang zwischen Glutamat und Fettleibigkeit festgestellt werden. Außerdem ist es bekannt dafür, dass es neurotoxisch wirkt und die Krebsentstehung fördern kann.
4 Ernähren Sie sich intensiv mit frischem Obst und Gemüse. Wenn Ihr Darm in der Lage ist, Rohkost zu verdauen, sollten Sie diese aufgrund wertvoller Enzyme in Ihre Ernährung integrieren.
5 Achten Sie darauf, dass Sie Transfette vermeiden, weil der Körper diese industriell gehärteten Fette nur schwer verarbeiten kann. Diese sind überwiegend in frittierter Ware enthalten, aber auch in Fastfood, Margarine und Fertigprodukten.

Tipps für Ihre erfolgreiche Entgiftung

- Geduld ist einer der wichtigsten Ratgeber überhaupt, denn der Weg einer Entgiftung geht nicht immer geradeaus. Seien Sie sich bewusst darüber, dass es immer mal zu Rückschlägen kommen kann. Aber die Abstände zwischen den jeweiligen Rückschlägen werden im Laufe der Zeit immer größer und die Phasen der Rückschläge immer kürzer.
- Auch wenn Sie verständlicherweise am liebsten so schell wie möglich Ihre Schadstoffe los werden möchten, übertreiben Sie auf keinen Fall mit der Einnahme von entgiftenden Präparaten bzw. die Durchführung weiterer entgiftender Maßnahmen. Denn durch die meisten Entgiftungspräparate werden die Schadstoffe aus ihren Depots gelöst und treiben im Organismus umher, wenn nicht genügend Ausleitungskapazität vorhanden ist. Das bedeutet, wenn die Entgiftungsorgane überlastet sind und die mobilisierten Schadstoffe nicht ausscheiden können, lagern sie sich wieder im Körper ab. Zu dieser erneuten Lagerung kommt es aber auch, wenn die mobilisierten Stoffe nicht gebunden werden, weil zu wenig oder gar keine Präparate eingenommen werden wie beispielsweise Chlorella Algen, Zeolith oder medizinische Kohle.
- Wer trotz der bekannten Risiken ‚die schnelle Nummer' bevorzugt und am liebsten im Schnellverfahren entgiften möchte, sollte sich darüber bewusst sein, dass sich der Körper mit starken Vergiftungserscheinungen melden wird.
- Um das individuell richtige Therapiekonzept herauszufiltern, ist es häufig erforderlich, tatsächlich durch ‚Versuch und Irrtum' vorzugehen. Sind z. B. die Nebenwirkungen des einen Mittels zu stark, so muss auf ein erträglicheres gewechselt werden.
- Die jeweilige Höhe der Schadstoffbelastungen als auch die Ausscheidungskapazitäten sind höchst individuell. Das heißt, dass ein Verfahren und eine bestimmte Dosierung bei dem einen Patienten wahre Wunder vollbringen kann, bei dem anderen aber zu unerwünschten Reaktionen führt. So kann für den einen Patienten eine Dosierung von 6 täglichen Chlorella Algen bereits viel zu hoch sein, während für den anderen 40 Algen gerade richtig sind.
- Sensible Menschen sollten unbedingt geringe Dosierungen wählen als dass sie zu risikofreudig agieren. Bei Vegetariern hat sich häufig die halbe Dosierung als die richtige gezeigt.
- Wenn in der Mobilisationsphase die Schadstoffe freigesetzt werden, kann dies zu Reaktionen führen, die für eine Entgiftungstherapie als

‚völlig normal' zu sehen sind. Häufig treten die Symptome an den ohnehin schon bekannten Schwachstellen des Körpers auf, so dass in dieser Phase die bekannte Müdigkeit wieder auftritt oder auch Gelenkschmerzen, Verdauungsprobleme, Hautausschläge, Kopfschmerzen und vieles anderes vermehrt auftritt.

- Die körperlichen Reaktionen während der Entgiftungstherapien sind äußerst vielseitig und individuell. Während sich einige Patienten direkt nach der Verabreichung von Chelatbildnern wie neugeboren fühlen und in den ersten Tagen kaum wissen, wohin mit ihrer plötzlichen Energie, so reagieren andere Patienten völlig gegenteilig. Bei ihnen können sich die bereits vorhandenen Symptome zwischenzeitlich verstärken oder neue hinzukommen, bevor dann schließlich nach einigen Wochen eine Verbesserung eintritt.
- Sollten Sie aufgrund Ihres Übergewichtes eine Diät anstreben, so denken Sie daran, dass durch die Reduzierung des Fettgewebes Schadstoffe freigesetzt werden und in Ihrem Körper kursieren. Dies kann zu unerwünschten körperlichen Reaktionen kommen, und die Gefährlichkeit sollte nicht unterschätzt werden.

Die Entgiftungsorgane

Für eine erfolgreiche Entgiftung spielen die Ausscheidungsorgane eine ganz zentrale Rolle. Sie sind es, die schon meistens seit Jahren unter der Schadstoffbelastung stark leiden und arg strapaziert werden. Aber sie machen sich trotz ihrer zu leistenden Schwerstarbeit kaum bemerkbar. Besonders für die Leber trifft dies zu, da sie sich nie mit Schmerzen äußert. Und auch die anderen Entgiftungsorgane melden sich erst zu Wort, wenn meist schon gravierende Schäden vorliegen. Aber schon längst vor dem schmerzlichen Aufmucken der Organe schränken sie Ihre Entgiftungsleistung ein, ohne dass man es direkt spürt.

Bei einer Entgiftungstherapie werden die Ausscheidungsorgane ganz besonders gefordert. Das gilt für die Nieren gleichermaßen wie für die Leber. Aber auch der Darm und die Haut können während der Entgiftungstherapie mit Beschwerden reagieren. Werden bei der Entgiftung mehr Schadstoffe gelöst als ausgeschieden werden können, kommt es zu einer Überlastung der Entgiftungsorgane.

Um unerwünschten Nebenwirkungen vorzubeugen, ist es daher anzuraten, die Entgiftungsorgane bereits im Vorfeld zu unterstützen. Dadurch sollte auch erreicht werden, dass keine Ausscheidungsblockaden vorliegen. Sind die Entgiftungsorgane nämlich nicht in der Lage, die mobilisierten Schadstoffe aus dem Körper auszuleiten, verbleiben sie zwangsläufig im Organismus und werden in ein anders Depot verschoben. Besonders Verschiebungen ins Gehirn und ins Nervensystem werden dabei immer sehr gefürchtet.

Damit die Entgiftung also erfolgreich verlaufen kann, sollten Sie die Ausscheidung der Entgiftungsorgane unbedingt anregen. Neben der Aktivierung der einzelnen Entgiftungsorgane durch die Einnahme gezielter Präparate können auch physikalische Maßnahmen zu einer verbesserten Organfunktion führen. Hierzu gehören u. a. Massagen, Infrarotkabinen, Akupunktur und Bewegung.

Die Nieren

Die Nieren benötigen eine besonders intensive Unterstützung. Im Idealfall werden diese bereits vor der Entgiftungstherapie gestärkt. Um die Nieren intensiv zu unterstützen, ist ausreichendes Trinken enorm wichtig. Idealerweise wird reichlich stilles Mineralwasser (täglich 2,5 Liter) getrunken, aber auch durch Brennnessel, Löwenzahn, Schachtelhalm, Wacholderbeeren, Goldruten und Hafertee werden die Nieren angeregt. Auch mit harnfördernden Nahrungsmitteln wie Spargel, Reis, Selleriesaft, Zwiebeln und Kresse kann man eine vermehrte Urin-Ausscheidung erreichen.

Auch durch viel Wärme (Wärmflasche, Heizdecke) werden die Nieren aktiviert, Kälte hingegen mögen die Nieren überhaupt nicht.

Täglich wird das Blut ca. 300 mal gefiltert und der Organismus damit gereinigt. Über den Urin werden schließlich die wasserlöslichen Schadstoffe ausgeschieden, und je dunkler der Urin ist, desto mehr Schadstoffe enthält er. Ohne diese Aktivität der Nieren kann der Mensch nicht überleben oder ist auf eine blutreinigende Dialyse angewiesen. Dies zeigt, welch großen Anteil die Nieren an der Gesamtentgiftung des Körpers einnehmen.

Die Nieren sind besonders dann gefordert, wenn mit Chelatbildnern gearbeitet wird. Hierbei bilden die Chelatbildner zusammen mit den Schadstoffen größere Molekülkomplexe als von den Nieren ausgeschieden werden können.

Gerade Chelatbildner wie DMPS, DMSA und EDTA werden demnach auch immer mal wieder mit Fällen in Verbindung gebracht, bei denen es aufgrund der Ausleitung zu Zwischenfällen gekommen ist. Es geschieht nicht häufig, aber es kann passieren, dass die ohnehin schon geschwächten Nieren überfordert werden und es zu Nierenversagen kommt.

Die Haut

Die Haut wird auch als ‚zweite Niere' bezeichnet, weil sie in der Lage ist, innere Organe in ihrer Entgiftungsleistung zu entlasten. Mit einer Größe von fast zwei Quadratmetern verfügt die Haut über eine riesige Gesamtfläche, die man mit verschiedenen naturheilkundlichen Verfahren zur Entgiftung des Körpers und Steigerung der immunologischen Prozesse nutzen kann.

Aber auch ohne jegliche Unterstützung findet täglich eine Verdunstung über unsere Haut statt, indem wir etwa 500 ml Flüssigkeit ganz unbemerkt ausscheiden. Bei sportlicher Aktivität, Saunagängen oder durch Infrarotwärme kann die Flüssigkeitsausscheidung bis zu zwei Liter pro Stunde betragen. Auch durch Massagen und Körperbürstungen kann als Folge der verbesserten Durchblutung mehr Flüssigkeit ausgeschieden werden.

Die Ausscheidung der Schadstoffe erfolgt über die Hautporen, indem sie abgestorbene Hautzellen, Körpergerüche und Schweiß ausscheiden. Dabei werden über die Schweiß und Talgdrüsen verschiedene Säuren (Milchsäure, Harnsäure, Essigsäure) und Schwermetalle ausgeleitet.

Die Lunge

Dass die Lunge durch das Atmen nicht nur Giftstoffe aufnehmen kann, sondern sie auch ausleiten kann, wird häufig zu wenig in Betracht gezogen.

In der Lunge werden eingeatmete Fremdstoffe eingefangen und durch Flimmerhärchen zur Mundhöhle befördert. Durch Husten, Räuspern und Ausatmen werden die unerwünschten Substanzen dann aus dem Körper ausgeführt. Durch intensives Ausatmen, eine Atemtherapie oder lungengewebs-reinigende Mittel wird die Ausscheidung über die Lunge noch effektiver. Dabei sollte auch auf intakte Nasenschleimhäute geachtet werden, damit die Schadstoffe auch über die Nase ausgeschieden werden können.

Um die Lunge nicht unnötig zu belasten, sollte auf eine Umgebung mit gesunder Luft geachtet werden. Dass Rauchen bei einer Schwermetallbelastung eingestellt werden sollte, versteht sich eigentlich von selbst.

Die Lymphe

Die Entgiftung über die Lymphe wird leider oft vernachlässigt, dabei kann über das Lymphsystem die Entgiftung zusätzlich aktiviert werden. Aber was ist eigentlich Lymphe bzw. das Lymphsystem? Unser gesamter Körper wird durch dieses feingliedrige Drainagesystem durchzogen, das im wesentlichen aus zirkulierendem Körperwasser besteht (abgeleitet aus dem griechischen Wort Lymphe = klares Wasser). Doch diese Flüssigkeit besteht nicht nur aus klarem Wasser, sondern aus Stoffwechselschlacken, Eiweiß, Gewebswasser und Substanzen, die aufgrund von Entzündungen entstehen. Das Lymphsystem ist darüber hinaus aber auch ein wichtiges Element unseres Immunsystems. Denn die Lymphe bildet die Polizisten des Körpers in Form von weißen Blutkörperchen, die eindringende Krankheitserreger erkennen und unschädlich machen sollen.

Das Lymphsystem befördert aber auch Schad- und Schlackenstoffe, indem diese in die Blutbahn zurückgeleitet werden. Von dort aus gelangen sie zu den Nieren und zur Leber, damit sie aus dem Körper ausgeschieden werden.

Die Lymphe fließt im Gegensatz zum Blut sehr langsam und kommt durch die Kontraktion der Muskeln in Bewegung. Jeder hat es schon mal erlebt: nach langem Sitzen oder Stehen waren die Beine angeschwollen und erst durch ausreichende Bewegung klang die Schwellung anschließend wieder ab. In diesem Fall hatte sich die Lymphe in den Beinen angestaut und konnte durch die Bewegung wieder abfließen.

Bewegung ist ein ganz wesentlicher Aspekt, um die Lymphe stetig im Fluss zu halten. Radfahren, Joggen, Walken, Schwimmen und auch Steppen sind ideale Maßnahmen, um das Lymphsystem in Schwung zu bringen.

Die Ernährung sollte vitaminreich und fettarm sein. Denn durch Fette wird noch mehr Fettgewebe produziert, was zu einer Behinderung des Lymphtransportes führen würde.

Auch mit Storchenschnabel und Steinklee kann die Lymphe aktiviert werden. Durch eine Manuelle Lymphdrainage, die viele Masseure durchführen, wird die Motorik der Lymphgefäße angeregt, was zu einem verbesserten Lymphabfluss führt.

Die Leber

Unsere Leber ist zwar das wichtigste Organ, wenn es um Entgiftung geht, aber sie wird fälschlicherweise viel zu oft als ein untergeordnetes Organ betrachtet. Das kann besonders für Patienten mit einer Schwermetallvergiftung sehr fatale Folgen mit sich bringen, denn die Leber ist das wichtigste Entgiftungsorgan und wird durch die Intoxikation enorm beansprucht und häufig auch langfristig geschädigt.

Bei einer chronischen Vergiftung sollte die Leber also unbedingt viel Unterstützung erfahren, sei es durch entsprechende Präparate, durch das Meiden leberbelastender Nahrungsmittel, aber auch durch die Entgiftung selbst. Damit Sie die Leber umfänglich entlasten und andererseits durch verschiedene Maßnahmen unterstützen können, gehe ich nachfolgend sehr ausführlich auf die Leber ein. Ergänzend dazu lesen Sie auch das Kapitel ‚Leberreinigung nach Dr. Hulda Clark'.

Der Leber wird erst mehr Aufmerksamkeit geschenkt, wenn sie sich mit massiven Beschwerden bemerkbar macht. Und das kann sehr lange dauern, weil erst in sehr fortgeschrittenen Stadien deutliche Körperreaktionen auf eine Leberbelastung hinweisen. Dies wird darauf zurückgeführt, dass die Leber vieles kompensieren kann und in der Lage ist, sich selbst zu regenerieren. Erst wenn zwei Drittel ihres Gewebes zerstört ist, versagt sie ihren Dienst komplett.

In der schulmedizinischen Diagnostik fehlen zuverlässige Möglichkeiten, um schon frühzeitigere Einschränkungen der Leber festzustellen. Langfristig ist die Leberfunktionsstörung an dem sog. Gamma-GT-Wert zu erkennen, das ist ein Marker, der auf Zellschädigung und Zelluntergang hinweisen kann.

Da zu Beginn einer Leberbeeinträchtigung aber noch keine Zellschädigungen zu verzeichnen sind, sondern vielmehr ‚nur' Gries, Steine und Schleim die Leber-Gallen-Gänge überladen, greift dieses Diagnoseverfahren nicht für beginnende Leberschädigungen. Auch durch herkömmliche Blutwerte lässt sich eine bereits verschleimte und durch Abfall überladene und somit beeinträchtigte Leber nicht frühzeitig feststellen. Die verfügbaren labordiagnostischen Parameter weisen erst auf eine Leberstörung hin, wenn eigentlich schon ‚Gefahr im Verzug' ist und ein ganz dringender Handlungsbedarf besteht.

Als derzeit einziger bekannter Hinweis resultierend aus einer Blutuntersuchung auf eine zwar nicht kranke, aber bereits geschwächte Leber, gilt ein erhöhter Cholesterinwert oder Triglyzeride-Spiegel. Dies wird darauf zurückgeführt, dass eine träge Leber weniger Gallensaft produziert. Hierfür wird Cholesterin benötigt, denn es ist die Basissubstanz für die Bildung von Gallensaft. Wird jedoch weniger Cholesterin für die Gallensaftproduktion gebraucht, können sich die Cholesterinwerte im Blut erhöhen.

Während mit der Einnahme von cholesterinsenkenden Medikamenten zwar die Werte reduziert werden können, führen sie aber gleichzeitig zu einer zusätzlichen Leberbelastung. Hingegen ist es mit leberentlastenden Präparaten möglich, nicht nur die Leber zu unterstützen, sondern gleichzeitig auch den Cholesterinwert wieder auf ein altersgemäßes Niveau zu senken. Dies sind Erfahrungen aus der Naturheilkunde, die von zahlreichen Heilpraktikern umgesetzt werden.

In der ganzheitlichen Medizin gibt es mehrere Möglichkeiten, um eine Leberschwäche zu identifizieren. Verschiedene Diagnostikmöglichkeiten wie beispielsweise Bioresonanz, Kinesiologie, ETA-Scan und Irisdiagnostik werden in der Naturheilkunde eingesetzt. Das Diagnostikspektrum der alternativen Medizin ist sehr umfangreich, deswegen kann an dieser Stelle nicht auf alle eingegangen werden.

Mit einem Bluttest kommt man außerdem der Entgiftungskapazität der Leber auf die Spur. Dies geschieht durch einen sog. Leber-Detoxtest, bei dem die Leberaktivität in den Entgiftungsphasen 1 und 2 überprüft wird. Hiermit kann festgestellt werden, wie es mit der Entgiftungsleistung der Leber bestellt ist. Hier kann eine genetische Disposition zugrunde liegen, bei der die erste oder zweite Phase gestört sein kann. Es kann aber auch die Abstimmung dieser beiden Phasen untereinander gestört sein. Veränderungen im Genbereich der an den beiden Entgiftungsphasen beteiligten Enzyme können zu einer mangelhaften Entgiftung führen.

Wenn es um die Entgiftungskapazität geht, wird auch die Überprüfung der Glutathion-S-Transferase häufig herangezogen. Bei den Glutathion-Transferasen handelt es sich um ein Enzym, das eine wichtige Rolle bei der Entgiftung spielt. Besonders bei der Entgiftung von Schwermetallen wie Quecksilber, Blei, Cadmium und anderen Bestandteilen, die unter anderem von Dentalmetallen, Wasserleitungen und Lebensmitteln in den Organismus gelangen, ist Glutathion eine der wichtigsten Substanzen, die der Körper zur Entgiftung benötigt.

Aber auch bei verschiedenen Krebserkrankungen, alkoholisch bedingter Leberzirrhose, Endometriose und cystischer Fibrose sollte ein ausreichener Glutathionspiegel vorhanden sein.

Bei einer gestörten und damit unzureichenden Entgiftungskapazität des Körpers verbleiben hochtoxische Stoffe im Organismus wie unter anderem Schwermetalle, Stoffwechselabbauprodukte, Medikamentenrückstände und viele mehr. Als Konsequenz reichern sie sich im Körper an und führen zu einer hochgradigen Schwächung des Immunsystems mit weitreichenden Folgen.

Wenn es um die Entgiftung geht, ist die Leber neben den Nieren unser zentralstes Stoffwechselorgan. Sie ist dafür zuständig, den Organismus vor schädlichen Substanzen zu schützen. Mit ihrer blutreinigenden Tätigkeit ist sie ein Schlüsselorgan unseres Körpers wie kein anderes und in ihrer Funktion noch lebenswichtiger als ihre Schwesterentgiftungsorgane, die Nieren. So ist sie den Nieren auch überlegen bei dem Abbau von Säuren. Die Leber baut pro Stunde so viele Säuren ab wie die Nieren am ganzen Tag.

Darüber hinaus ist die Leber der Hauptsitz unserer Lebensenergie und Schaffenskraft. Kann sie nicht ihre kompletten Funktionsfähigkeiten ausüben, macht sich dies nicht durch körperliche Schmerzen bemerkbar, weil Lebergewebe selbst nicht weh tut. Es sind in Extremfällen die Leberkapseln, die Schmerzen verursachen. Meistens sind es aber Schmerzen, die aufgrund einer vergrößerten Leber entstehen, weil diese auf umliegende Organe drückt. Andere Schmerzen entstehen durch die Gallenblase, die besonders nach dem Verzehr bestimmter – meist fetthaltiger Mahlzeiten – zieht, piekst oder richtig schmerzt.

Eine geschädigte Leber macht sich vielmehr durch Müdigkeit, Erschöpfung, Magendrücken, Unverträglichkeit von verschiedenen Nahrungsmitteln, Leistungsabfall, Traurigkeit bis hin zu Depressionen bemerkbar. Man sagt nicht ohne Grund: der Schmerz der Leber ist die Müdigkeit.

Und bei bestimmten Depressionsarten kann oft mit einer Lebertherapie sehr erfolgreich geholfen werden. Leider ist viel zu unbekannt, dass Depressionen aufgrund von chronischen Vergiftungen entstehen können. Wird der aufgrund einer Vergiftung depressiv gewordene Patient entgiftet, verlieren sich in diesen Fällen die Depressionen von ganz allein – ohne Psychopharmaka und Psychotherapie.

Psychopharmaka wären in diesen Fällen sogar kontraproduktiv, weil die ohnehin geschädigte und überlastete Leber mit weiteren abzubauenden Medikamenten überfrachtet würde.

Bei der heute alltäglichen Stressbelastung und Ernährungsweise mit Zucker, Schokolade, fettigen und frittierten Lebensmitteln, Kaffee, Alkohol, Nikotin, Umweltschadstoffen wie Giftstoffen aus der Luft und dem Wasser, chemischen Pflanzenschutzmitteln, synthetischen Lebensmittel-Zusatzstoffen, und leichtfertiger Medikamenten-Einnahme ist es auch nicht verwunderlich, dass unser wichtigstes Entgiftungsorgan schnell und auch schon in jungen Jahren an seine Belastungsgrenzen gelangt.

Dachte man früher bei einer Leberbeeinträchtigung eher an einen zu hohen Alkoholkonsum, so sind es heute vielmehr die alltäglichen Lebensumstände einschließlich der leberbelastenden Ernährung und Umweltschadstoffe, die der Leber das Leben schwer machen.

Auch emotionale Belastungen können der Leber schwer zusetzen und sie in ihrer Aktivität stark einschränken. Wie kaum ein anderes Organ reagiert die Leber auf Stress, Angst, Groll, Wut, Ärger und psychische Belastungen. So kommen viele althergebrachte Lebensweisheiten nicht von ungefähr, wenn man sagt: ‚Ihm ist die Galle übergelaufen', ‚Ihm ist eine Laus über die Leber gelaufen', ‚Er hat einen galligen Gesichtsausdruck' oder ‚Er spuckt Gift und Galle'.

Wenn sich die Leberbelastung schließlich bemerkbar macht, ist es meist schon aller höchste Zeit, tatsächlich einzugreifen und sie in ihren Aktivitäten zu unterstützen. Aber wie bereits gesagt: Das Problem ist, dass mit herkömmlichen schulmedizinischen Diagnoseverfahren eine Leberbelastung leider erst sehr spät festgestellt werden kann. Und nach wie vor gilt für viele Patienten nur die schulmedizinische Meinung.

Da zählt auch leider oft nicht, dass einige medizinische Erkenntnisse bereits vor einigen tausend Jahren gewonnen wurden. Denn blickt man beispielsweise auf die chinesische Medizin, so könnte man hieraus eine sehr wertvolle einfache Diagnosemöglichkeit verwenden, um eine Leberschwäche festzustellen.

Denn in der chinesischen Medizin diagnostiziert man seit vielen tausend Jahren anhand der Zunge. So weisen nach der TCM seitliche Zahnabdrücke auf der Zunge auf eine Leberbelastung hin. In chinesischen Kliniken wird auch heute noch die Zungendiagnostik als Basisdiagnoseverfahren verwendet. Und werden Zahnabdrücke festgestellt, bekommt der Patient sofort leberunterstützende Präparate.

Weitere stille und weitgehend unbekannte Hinweise auf eine Leberbelastung können auch unverträgliche Nahrungsmittel sein, viel Luft im Bauchraum, häufige Übelkeit, Aufstoßen und Schmerzen in den Schulterblättern.

Noch ein Hinweis auf eine Leberstörung können auch Gallensteine sein. Eine geschwächte Leber produziert nicht nur weniger Gallensaft, sondern die Zusammensetzung dieses Saftes ist auch anders und kristallisiert schneller, was wiederum die Bildung von Gallensteinen fördern kann. Somit ist es sinnvoll, bei Gallensteinen auch die Funktionsfähigkeit der Leber zu überprüfen. Dabei sollte berücksichtigt werden, dass per Ultraschall jedoch nicht alle tatsächlich vorhandenen Gallensteine sichtbar gemacht werden können.

Was Schulmediziner immer wieder sprachlos werden lässt, ist das Ergebnis von Leberreinigungen nach Dr. Hulda Clark. Denn mit dieser Methode ist es tatsächlich möglich, Gallensteine aus der Gallenblase herauszubekommen – ganz ohne Operation und mit Erhalt der Gallenblase. Wie dies funktioniert, erfahren Sie in dem Kapitel ‚Leberreinigung nach Dr. Hulda Clark'.

Aber zurück zur Leberschwäche. Neben diesen diversen Möglichkeiten, eine Leberschwäche aufzuspüren, gibt es noch eine weitere, und zwar die Lebersternchen. Dies sind Erweiterungen von Hautgefäßen bei Leberkranken. Sie sind als kleine rote Pünktchen überwiegend sichtbar im Gesicht, am Hals, am Kopf und am Oberkörper. Diese roten Male sind sternförmig angereiht und bestehen aus einer zentralen Arterie.

Die Leber hat durchschnittlich ein Gewicht von 1,5 Kilo und ist die größte Drüse des Menschen. In nur 24 Stunden – also jeden Tag – werden mehr als 600 Liter Blut von ihr filtriert. Bisher sind 600 Funktionen bekannt, die jede einzelne Leberzelle zu erfüllen hat. Man geht davon aus, dass die Anzahl der Funktionen aber sogar noch wesentlich höher ist.

Die Leber erhält durch das Pfortadersystem der Verdauungsorgane die aufgenommenen Nährstoffe, aber auch Schadstoffe und Erreger. Hierzu gehören auch die Konservierungs- und Spritzmittel, die Medikamente und chemischen Lebensmittelzusätze wie Konservierungsstoffe, Aromen, Farbstoffe, Trägerstoffe und so vieles mehr.

Auch die eigenen, vom Körper produzierten Giftstoffe, die unter anderem durch die Verdauungsprozesse entstehen, muss die Leber verarbeiten und neutralisieren. Je mehr die Verdauungskraft des Körpers jedoch beeinträchtigt ist, desto mehr ist somit auch die Leber belastet. Verläuft die Verdauung nicht reibungslos, bilden sich besonders im Darm beispielsweise durch Gärungsprozesse und Fuselalkohole zusätzliche Giftstoffe, die die Leber ebenfalls entsorgen muss.

Eine zusätzliche Belastung für die Leber besteht außerdem auch durch das Leaky Gut Syndrom (LGS), weil durch den durchlässigen Darm weitere Giftstoffe in den Blutkreislauf gelangen und von der Leber verarbeitet werden müssen.

Durch diese zusätzliche Leberbelastung kann das Leaky Gut Syndrom sogar die Ursache für erhöhte Leberwerte sein, doch wird dies in der Praxis sehr häufig übersehen.

So gehört zu einer Behandlung des LGS auch immer eine Unterstützung der Leber. Diese sollte aus einer leberschonenden und leberaufbauenden Ernährung bestehen, aber muss auch mit unterstützenden Präparaten wie beispielsweise Mariendistel, Löwenzahn, Bitterstoffen oder der homöopathischen TMS-Lösung in der Potenz D33 nach Müller-Burzler und physikalischen Anwendungen wie Leberwickel begleitet werden. Wird dies konsequent durchgeführt, bessern sich die Symptome in vielen Fällen. Besonders Patienten mit lähmender Müdigkeit staunen oft über die schon nach kurzer Zeit auftretende Lebensenergie.

Wenn die Leber nicht in der Lage ist, die ihr zugeführten Toxine abzubauen, gelangen diese zurück in den Blutkreislauf. Von hier aus werden sie ins Bindegewebe und in die Muskeln verschoben. Fragen Sie sich jetzt, woher Ihre Cellulite stammt? Ihre Oberschenkel und der Po sind sozusagen die Müllhalden Ihres Körpers, wo die Schad- und Schlackenstoffe gelagert werden, die von den überforderten Organen wie der Leber und der Niere nicht ausreichend ausgeführt werden können.

Leberreinigung nach Dr. Hulda Clark

Da eine eingeschränkte Leberfunktion und Gallensteine den Entgiftungsprozess erschweren, kann die in diesem Kapitel vorgestellte Leberreinigung eine sinnvolle Maßnahme auf dem Weg zu mehr Gesundheit sein.

Die Leberreinigung ist eine hervorragende Möglichkeit, sich von Gallensteinen und -gries zu befreien, ohne die Gallenblase herausoperieren zu lassen. Für schulmedizinisch ausgerichtete Therapeuten ist dies immer noch eine unvorstellbare Möglichkeit, aber ich habe sie mittlerweile selbst schon zehn Mal durchgeführt und wahre Wunderwerke an Gallensteine hervorgebracht.

Diese Leberreinigung wird zwar nach Dr. Hulda Clark benannt, aber eigentlich ist sie nicht die Erfinderin, sondern vielmehr diejenige, die diese Therapievariante wieder in die Öffentlichkeit gebracht hat. Die Leberreinigung wurde schon vor mehreren Jahrhunderten durchgeführt, was auch darauf hindeutet, dass sie mit sehr einfachen Mitteln zu praktizieren ist.

Mit dieser Reinigung entfernt man nicht nur die Gallensteine, die sich gerade in der Gallenblase befinden, sondern man gibt den verbleibenden Gallensteinen, die sich noch in der Leber befinden, die Möglichkeit, nachzurutschen.

Frau Dr. Clark empfahl immer, vor der Leberreinigung eine Nierenreinigung durchzuführen, ob dies tatsächlich geschieht, muss jeder für sich entscheiden. Empfehlenswert ist es aber unbedingt, die Reinigung am Wochenende durchzuführen. So kann man sich am nächsten Tag erholen.

Essen Sie zunächst ein fettfreies Frühstück und Mittagessen. Hier eignen unter anderem Brot, gedünstetes Gemüse, Getreideflocken und Obstsaft. Durch die fettfreien Mahlzeiten kann sich Galle ansammeln und sich ein Druck in der Leber aufbauen. Denn je höher der erzeugte Druck ist, desto mehr Gallensteine können ausgeschieden werden.

Sie benötigen für die Reinigung:

Bittersalz	4 Esslöffel
Olivenöl	125 Milliliter
Grapefruit	Eine große oder zwei kleine, so dass diese 170 bis 190 Milliliter Saft ergeben
1 Strohhalm	

Die genaue Einhaltung der hier angegebene Zeiten ist wichtig, um möglichst viele Gallensteine auszuscheiden. Weichen Sie nicht mehr als zehn Minuten von diesem Zeitplan ab.

14.00 Uhr
Essen und trinken Sie ab jetzt nichts mehr, denn sonst kann sich dies später durch Unwohlsein oder zu wenige ausgeschiedene Gallensteine äußern.
Vermischen Sie nun vier Esslöffel Bittersalz in insgesamt 800 Milliliter Wasser in einem Gefäß, das Sie anschließend im Kühlschrank abstellen, um einen besseren Geschmack zu erzeugen. Zur Geschmacksverbesserung kann direkt vor dem jeweiligen Verzehr ein Achtel Teelöffel Vitamin C hinzugefügt werden.
Diese Bittersalzlösung ergibt insgesamt vier Portionen, die zu den nun folgenden Uhrzeiten getrunken werden.

18.00 Uhr
Trinken Sie jetzt eine Portion (200 Milliliter) der kalten Bittersalzlösung.
Richten Sie nun das Olivenöl-Grapefruit-Getränk her und stellen es anschließend in den Kühlschrank. Geben Sie hierfür 125 ml Olivenöl in das ausreichend große Trinkglas.
Pressen Sie anschließend die Grapefruit aus und gießen Sie den Saft in den Messbecher. Hier sollten Sie mindestens 125 ml, aber besser noch 190 ml Saft erhalten. Das Fruchtfleisch entfernen Sie, bevor Sie den Saft in den Messbecher gießen.
Jetzt gießen Sie den ausgepressten Grapefruitsaft in das große Trinkglas, indem bereits das abgemessene Olivenöl wartet.
Rühren Sie anschließend mit einem Milchschaumschläger diese Mischung wenige Minuten und verschließen das Trinkglas mit einer Frischhaltefolie.
Nun ist es fertig und Sie können das Glas in den Kühlschrank stellen.

20.00 Uhr
Trinken Sie die nächste Bittersalzlösung (200 Milliliter).
Nehmen Sie anschließend das Olivenöl-Grapefruit-Getränk aus dem Kühlschrank, damit es sich auf Zimmertemperatur erwärmen kann.

21.45 Uhr
Jetzt machen Sie sich fertig für Ihr Bett. Putzen Sie Ihre Zähne, gehen nochmals zur Toilette und stellen Sie Olivenöl-Grapefruit-Getränk neben Ihr Bett.

22.00 Uhr
Trinken Sie nun das Olivenöl-Grapefruit-Getränk mit einem dicken Strohhalm innerhalb von fünf Minuten im Stehen und legen sich direkt danach ins Bett und zwar ganz flach auf den Rücken. Der Kopf ist etwas hochgelagert.
In den nächsten zwanzig Minuten sollten Sie sich möglichst nicht bewegen. Vielleicht spüren Sie, wie sich jetzt die Steine wie Murmeln durch die Gallengänge bewegen.
Je konsequenter das Trinken und Hinlegen geschieht, desto größer wird der Steinerfolg.
Es ist empfehlenswert, gleichzeitig mit dem Olivenöl-Grapefruit-Getränk ein schlafförderndes Präparat einzunehmen, um nicht eine der unangenehmsten Nächte seines Lebens zu erleben. Frau Dr. Clark empfahl hierfür vier Kapseln Ornithin. Wer eine Histaminintoleranz hat, wird diese aber wahrscheinlich nicht vertragen und sollte andere Präparate wählen.

Am nächsten Morgen (nicht vor 6 Uhr):
Trinken Sie nach dem Aufwachen die dritte Portion Bittersalz. Warten Sie mit dem Verzehr, wenn Sie Übelkeit oder eine Magenverstimmung verspüren. Wenn Sie möchten, legen Sie sich wieder ins Bett und schlafen Sie noch zwei Stunden.

Zwei Stunden später:
Jetzt trinken Sie die vierte und damit letzte Portion Bittersalz. Auch nach diesem Getränk dürfen Sie weiterschlafen.

Nach weiteren zwei Stunden:
Sie können jetzt endlich etwas essen. Beginnen Sie mit Obst oder Gemüsesaft. Eine halbe Stunde später können Sie Obst essen und eine weitere Stunde später können Sie eine leichte fettfreie Mahlzeit essen.
Spätestens nach dem Trinken der vierten Bittersalzlösung wird Durchfall

auftreten. Mit Hilfe einer Taschenlampe können Sie sich auf die Suche nach den Gallensteinen begeben. Dabei kommen braune und grüne Steine zum Vorschein und auch immer sehr viel Gries. Auch der Gries ist nicht zu unterschätzen. Denn würde dieser nicht aus der Galle bzw. Leber entfernt, könnten sich hieraus Gallensteine bilden.

Da der Darm mithilfe des Bittersalzes gereinigt wurde, können Sie ziemlich sicher sein, dass die ausgeschiedenen Resultate während des Durchfalls keine Verdauungsreste sind, sondern tatsächlich die Gallensteine sind.

Es ist ziemlich normal, wenn man morgens noch schwach auf den Beinen ist. Bis zum Abend fühlt man sich aber meistens wieder ganz normal.

Im Laufe der nächsten Tage und Wochen werden nun weitere Gallensteine aus dem hinteren Teil der Leber nach vorne wandern. Je nach Beschwerdebild ist es sinnvoll, diese Leberreinigung in regelmäßigen Abständen von etwa 4 Wochen durchzuführen. Kommen dann irgendwann nach einer Reinigung kaum noch Steine zum Vorschein, kann die Reinigung zweimal jährlich durchgeführt werden.

Der Darm

‚Der Tod sitzt im Darm' – ein altes Sprichwort, das auf Paracelsus zurückgeführt wird, ist heute aktueller als jemals zuvor und für Personen mit einer Schwermetallbelastung gilt dies ganz besonders. Denn durch die vorhandenen Schadstoffe ist der Darm bei diesen Patienten meist sehr stark in Mitleidenschaft gezogen.

Trotzdem wird in dem Darm lediglich das Organ gesehen, das als Transport und Ausscheidungsorgan fungiert und nur den Nahrungsbrei vom Magen bis zum Darmausgang befördert; mehr Funktionen werden ihm meistens nicht zugedacht. Dabei spielt der Darm eine so grundlegend bedeutende Rolle bei der Gesunderhaltung eines Menschen, denn ist der Darm krank – ist der ganze Mensch krank. Aber erst wenn der Verdauungsapparat ins Stocken gerät, wird einem bewusst, wie wichtig die Verdauungsorgane für das allgemeine Wohlbefinden sind.

Der Darm lässt sich mit den Wurzeln einer Pflanze vergleichen. Steht ein Baum auf schlechtem Boden und kann er über seine Wurzeln nicht die erforderlichen Nährstoffe aufnehmen, kümmert er vor sich hin und seine Blätter fallen ab. Genau so gut muss sich auch die ‚Pflanze Mensch' mit Nährstoffen versorgen und über gesunde Wurzeln die nötigen Energien aufnehmen.

Was die Wurzeln für den Baum sind – das ist der Darm für den Mensch. Wird der menschliche Organismus über den Darm nicht ausreichend mit Nährstoffen versorgt, kann das sehr gravierende Auswirkungen auf die Gesundheit haben.

Ist der Darm geschädigt und kann seine Aufgaben nicht vollständig ausführen, leidet der gesamte menschliche Organismus unter diesem Zustand. Der Verdauungsapparat ist ein wichtiger Indikator für die Gesundheit eines Menschen.

Ist der Darm intakt, fühlt sich der Mensch meistens wohl. Ist der Darm hingegen erkrankt, erschlafft, entzündet, mit Candida überwuchert, von einer Dysbiose oder durchlässigen Darmschleimhaut betroffen, äußert sich das durch Unwohlsein, Kränkeln und sich einfach nicht gesund fühlen.

Dabei wird irrtümlicherweise nicht immer die Ursache im Darm gesucht, besonders wenn sich die Symptome in ganz anderen Körperregionen bemerkbar machen wie beispielsweise durch Juckreiz, Haarausfall und Müdigkeit.

Einflüsse wirken sich besonders auf die Darmschleimhaut aus, auf den Zustand anderer Schleimhäute des Organismus sowie auf die Haut. Sie kennen vielleicht die Aussage: ‚Die Haut ist der Spiegel des Darms'. So haben Hauterkrankungen wie Akne, Neurodermitis und Schuppenflechte sehr häufig ihre Ursache in einer gestörten Darmflora. Ganzheitlich arbeitende Mediziner und Kliniken therapieren diese Erkrankungen daher an der Wurzel, indem sie als Basistherapie eine Darmsanierung ins Behandlungskonzept einbeziehen.

Der Darm ist das größte Immunsystem des Körpers. Über 80 Prozent der Abwehrzellen sind im Darm tätig, was im Umkehrschluss bedeutet, das bei einer defekten Darmflora eine starke Beeinträchtigung des Immunsystems vorliegt.

Die Abwehrzellen des Darms sind meistens die ersten ihrer Art, die mit Fremdstoffen aus der Umwelt in Kontakt kommen. Der Dünndarm verfügt über drei Abwehrbarrieren: die Dünndarmschleimhaut, den Schleim auf der Schleimhaut und die Bakterienflora auf der Schleimhaut.

Die darmassoziierten Abwehrzellen werden erst langsam nach der Geburt aufgebaut. Bis zum Ende des ersten Lebensjahres verfügen Babys noch nicht über Enzyme, die für die Verdauung von tierischen Eiweißen und Fetten erforderlich sind. Wenn im ersten Lebensjahr trotzdem schon Nahrungsmittel mit diesen Bestandteilen zugeführt werden, kann es schnell zu Fäulnis und Gärung im Darm kommen. Ein Aufbau der gesunden Darmflora wird dadurch erschwert.

Und eben diese intakte Darmflora ist so immens wichtig für die gesamte Gesundheit. Aber aufgrund der im Darm vorhandenen Schadstoffe (meistens Schwermetalle) ist sie bei den meisten schwermetallgeschädigten Patienten stark geschädigt. So ist sehr oft der Candida-Hefepilz anzutreffen und eine Darmflora, die völlig aus dem Gleichgewicht geraten ist. Dabei fehlen häufig die wichtigsten Milchsäurebakterien wie Laktobazillen und Bifido. Durch das ungesunde Darmmilieu kann die Nahrung nicht vollständig verdaut werden, so dass es schnell zu Fäulnis und Gärung kommt. Wer Blähungen hat, weiß ein Lied davon zu singen, wie unangenehm regelmäßige Gärungsprozesse im Darm sein können.

Je länger dieses krankhafte Darmmilieu vorliegt und unbehandelt bleibt, desto weiter eskaliert erfahrungsgemäß die Situation. Die unterhalb der Darmbakterien liegende Darmschleimhaut wird durchlässig, so dass unverdaute Nahrungsbestandteile in die Blutbahn geraten. Das Leaky Gut Syndrom (der durchlässige Darm) ist damit geschaffen und sorgt für viele Nahrungsmittel-Intoleranzen. Wird der Darm immer noch nicht richtig saniert, nehmen diese Unverträglichkeiten immer weiter zu, bis irgendwann kaum noch Lebensmittel vertragen werden und der Patient völlig verzweifelt.

Durch den Verzehr von unverträglichen Nahrungsmitteln wird die Darmflora immer noch stärker in Mitleidenschaft gezogen. Denn durch die nicht verträglichen Lebensmittel entstehen häufig Blähungen mit Fuselalkoholen und Fäulnisbakterien, die die ‚guten Darmbakterien' verdrängen können. Durch das sich hierdurch immer weiter verschlechternde Darmklima treten diese Symptome immer häufiger auf, und neue gesellen sich hinzu.

Wie können Sie Ihren Darm sanieren?

Die Darmsanierung muss immer aus mehreren Bausteinen bestehen. Die Grundlage bildet dabei die Entfernung der Schwermetalle und die Überprüfung der Darmflora.

Den Zustand der Darmflora kann man anhand einer Stuhlprobe in darauf spezialisierten Laboren untersuchen lassen. Wird hierdurch festgestellt, dass im Darm zu wenige gesundheitsfördernde Bakterien vorhanden sind (z. B. Laktobazillen und Bifido) und schädliche Darmbewohner wie z. B. Fäulnisbakterien, Candida und Parasiten Überhand genommen haben, ist die Zuführung entsprechender Bakterien wichtig.

Durch die Ansiedelung dieser nützlichen Bakterien wird der Darm zur Gesundung geführt. Denn diese sorgen für die Immunabwehr und bilden eine natürliche Schranke gegen die Ansiedelung und Vermehrung von unerwünschten Mikroorganismen wie beispielsweise Hefepilzen. Da jeder Bakterienstamm eigene Aufgaben im Darm übernimmt, ist es wichtig, dass möglichst viele verschiedene gesunde Keime vorhanden sind. Sie alle leben in einer gut aufeinander abgestimmten Symbiose und bilden die Voraussetzung für eine umfassende Gesundheit.

Ist die Darmflora ins Ungleichgewicht (Dysbiose) gerutscht, ist es wichtig, ein ausgewogenes Verhältnis zwischen den Bakterien der Säuerungsflora und der Fäulnisflora wieder herzustellen.

Auch rechtsdrehende Milchsäure sorgt für ein besseres Darmmilieu. Besonders wenn der Stuhlgang zu alkalisch ist, sollte mithilfe der rechtsdrehenden Milchsäure die Darmflora ‚angesäuert' werden. Dies ist erforderlich, damit sich die gesunden Darmbakterien besser ansiedeln können und dem oft vorhandenen Candida-Hefepilz die Lebensgrundlage entzogen wird.

Wofür ist eine intakte Darmflora gut?
Eine Darmflorastörung liegt meistens im Dünndarm vor, dort wo Milchsäurebakterien zu Hause sind. Die Dünndarmflora setzt sich überwiegend aus den sog.n Leitkeimen (Laktobakterien) Bifidobakterien und Laktobacillus zusammen. Sie sind nicht nur zahlenmäßig in der Mehrheit, sondern sind auch aufgrund ihrer besonderen Funktion im Darm von großer Bedeutung.

So unterstützen sie die Verdauung, indem sie die Darmtätigkeit und Darmbewegungen anregen, was zu einer besseren Assimilation der Nährstoffe führt. Davon profitiert auch die Darmschleimhaut, da sie wesentlich besser mit Nährstoffen versorgt wird.

Außerdem produziert die Darmflora Vitamin B12, essentielle Fettsäuren und Verdauungsenzyme. Diese Enzyme sind nicht nur für die reibungslosen Verdauungsabläufe erforderlich, sondern sind auch in der Lage, die Fäulnisbakterien in die Schranken zu weisen.

Somit sind Bifidobakterien und Laktobacillus die wichtigsten Gegenspieler der Kolibakterien und sorgen dafür, dass die Darmflora im Gleichgewicht bleibt. Ist die Bakterienflora des Darms in einem gesunden Zustand, spricht man von einer Eubiose. Als ideal gilt ein Verhältnis von 85% darmfreundliche Bakterien und 15% Fäulnisbakterien.

Aber auch im Dickdarm kann eine Fehlbesiedelung existieren, was allerdings von Therapeuten nicht immer berücksichtigt wird. Die Flora des Dickdarms besteht aus 10 verschiedenen Bakterienstämmen wie den Bakterien Koli, proteus und faecalis.

Die Darmflora gilt dann als gestört, wenn die Hauptbakteriengruppen vermindert sind und die körperfremden Bakterienarten überhand genommen haben. Diese schädlichen Kolibakterien bilden während ihres Fäulnisstoffwechsels zahlreiche Giftstoffe wie z. B. die Eiweiß-Zersetzungsprodukte Indikan und Skatol. Sind diese im Darm vorhanden, gelten sie als deutliche Hinweise auf eine Dysbakterie und Mykosen. Für einen durchschlagenden Erfolg ist es maßgeblich, dass auch die unterhalb der Darmflora angesiedelte Darmschleimhaut therapiert wird.

Meistens fehlen nämlich nicht nur die guten Darmbakterien, sondern die Darmschleimhaut ist durchlässig. Wird das Leaky Gut Syndrom nicht in die Therapie eingeschlossen, kann es sehr mühsam sein die Nahrungsmittel-Unverträglichkeiten und die gesamte Darmflora erfolgreich zu behandeln.

Und noch ein guter Rat zum Schluss: vermeiden Sie bei Verstopfung, regelmäßig Abführmittel einzunehmen. Sie führen damit nicht nur wichtige Mineralien und Nährstoffe aus, sondern fördern die Darmträgheit und fügen der Darmflora schwere Schäden zu.

So bleibt Ihre Darmflora gesund
1 Bewegen Sie sich täglich und möglichst an der frischen Luft.
2 Meiden Sie Fast Food, Zucker, Alkohol und Weizenprodukte
3 und bevorzugen Sie Gemüse, Kartoffeln, Vollkornprodukte, saures Obst und Biofleisch.
4 Verzichten Sie auf Lebensmittel, die Farb- und Konservierungsstoffe, Emulgatoren und Aromen beinhalten.
5 Ergänzen Sie Ihre Nahrung mit probiotischen und prebiotischen Lebensmitteln und Nahrungsergänzungsmitteln, die gesunde Darmbakterien einhalten wie Laktobazillen und Bifidobakterien.
6 Verzichten Sie auf Nahrungsmittel, auf die Sie allergisch oder mit Intoleranzen reagieren.

Entgiftung über den Darm
Die Darmreinigung als solches ist keine neue Erfindung, sondern wurde schon in alten Kulturen der Chinesen, Ägypter und Griechen durchgeführt. Der Darm gehört zu den wichtigsten Entgiftungsorganen, und man kann über verschiedene Methoden erreichen, dass in seiner Entgiftungsaktivität unterstützt wird.

Die Darmentgiftung kann man ankurbeln, indem man durch verschiedene

Präparate wie Chlorella-Algen, Zeolith, Heilerde und medizinische Kohle die Schadstoffe im Darm bindet. Auch eine faserhaltige Ernährung mit viel Gemüse und Vollkornprodukten oder Flohsamenschalen führt zu einer verbesserten Ausleitung. Wichtig ist eine regelmäßige Darmentleerung mit täglichem Stuhlgang. Denn je länger der Nahrungsbrei im Darm verbleibt und möglicherweise vor sich hingärt, desto mehr trägt ein träger Darm zur weiteren Giftbelastung des Organismus bei.

Idealerweise unterstützt man die Entgiftung des Darms noch mit physikalischen Mitteln. Neben dem traditionellen Einlauf, der mit verschiedenen Substanzen angereichert werden kann wie beispielsweise mit Kaffeemehl (siehe Kapitel Entgiftungsmethoden von A bis Z), gilt heutzutage die Colon-Hydro-Therapie als moderne Weiterentwicklung der ursprünglichen Darmentleerungen in Form von Einläufen.

Die Colon-Hydro-Therapie stammt aus der Raumfahrtforschung der NASA, die es für Astronauten im Weltall entwickelt hatte. Bereits seit den frühen 70er Jahren hat diese Therapie in den USA den Einzug in die Naturheilkunde gefunden. Hierbei handelt es sich um eine hygienische und schmerzfreie Möglichkeit, krankmachende Bestandteile aus dem Dickdarm zu entfernen.

Die Colon-Hydro-Therapie kann man als eine Weiterentwicklung der klassischen Einläufe betrachten, wobei diese wesentlich mehr zur Darmsanierung beitragen kann. So kann mit dieser Therapie der Dickdarm in seiner gesamten Länge von 1,80 Meter gereinigt werden.

In einem geschlossenen System wird über ein Plastikspekulum warmes Wasser in den Dickdarm eingeführt. Im Gegensatz zu einem Einlauf werden immer nur kleine Wassermengen eingeflößt, so dass es nicht zu einer schnellen Überdehnung des Enddarmes kommt. Der Darminhalt wird auf diese Weise aufgeweicht, womit an der Darmwand anhaftende Stuhlrückstände, Bakterien, Parasiten und Pilznester entfernt werden.

Dieser komplexe schädliche Darminhalt verursacht Reizungen und Entzündungen an der Darmschleimhaut. Durch die Colon-Hydro-Therapie heilen diese wesentlich besser ab und die Darmflora kann sich besser regenerieren.

Man kann selbst verfolgen, was den Körper tatsächlich verlässt: Der gelöste Darminhalt läuft durch ein Sichtfenster im Spülgerät, so dass ein erfahrener Therapeut hilfreiche Rückschlüsse auf Ihr Darminnenleben ziehen kann.

Oftmals werden monatelang, teilweise sogar über Jahre hinweg, im Darm festsitzende Kotreste gelöst! Beobachten Sie mit Ihrem Therapeuten zusammen das Sichtfenster und staunen Sie, was sich da vor Ihren Augen auftut: Nahrungsreste, die Sie womöglich vor Wochen und Monaten gegessen haben. Die Entleerung des Darms wird mit einer Darmmassage während der Spülung unterstützt.

Bei der Colon-Hydro-Therapie werden neben den schädlichen Bakterien auch die symbiotischen Bakterien ausgespült. Wenn die Darmflora sehr stark geschädigt ist, ist eine Verabreichung mit Präparaten zur Symbioselenkung ganz wichtig.

Leider ist in der Praxis immer wieder zu beobachten, dass einige Therapeuten die Colon-Hydro-Therapie zu exzessiv einsetzen. In Extremfällen (selbst erlebt!) gibt es Therapeuten, die jedem Patienten eine Colon-Hydro-Therapie verordnen, und nicht nur eine Sitzung, sondern bis zu 30, 40 und noch mehr Anwendungen. Und wer sich auf diesen Therapievorschlag nicht einlässt, bekommt sehr schnell gesagt, dass er in dieser Praxis falsch sei. Das sind dann die Situationen, die leider dazu beitragen, für durchaus sinnvolle Therapien ein Negativimage zu erzeugen.

In ihrem Buch ‚I was poisened by my body' berichtet die amerikanische Naturheilkundeärztin Gloria Gilbere über ihren eigenen langjährigen Weg aus der Selbstvergiftung ihres Körpers. Neben vielen Therapien zählt sie die Colon-Hydro-Therapie zu den wichtigsten, sie sagte sogar: ‚Die Colon-Hydro-Therapie rettete mir das Leben.'

Leaky Gut Syndrom (LGS) – der durchlässige Darm

Der durchlässige Darm wird in Deutschland bisweilen nur sehr selten untersucht, weil dieses Darmproblem hier anscheinend noch zu unbekannt ist. Internationale Berichte weisen allerdings darauf hin, dass das Leaky Gut Syndrom sehr weit verbreitet ist und insbesondere in den westlichen Industriestaaten mehrere Millionen Menschen vom LGS betroffen sind. Aber die meisten Betroffenen wissen nichts von ihrer defekten Darmschleimhaut, die sich hinter diesem Begriff ‚Leaky Gut Syndrom' verbirgt.

Das Wissen vieler Therapeuten ist zu diesem Thema noch ausbaufähig, so dass das LGS bei Diagnosestellungen und Therapien nur in seltenen Fällen Berücksichtigung findet. In den USA und England widmet man dem LGS wesentlich mehr Beachtung, das lässt hoffen, dass es irgendwann auch in deutschen Therapien mehr berücksichtigt wird.

Dabei würden insbesondere Patienten mit einer Schwermetallbelastung sehr stark davon profitieren, wenn die Diagnostik bzw. Behandlung des LGS in die Therapie einbezogen würde.

Und auch Erkrankungen wie beispielsweise Allergien, Zöliakie, chronische Müdigkeit, Akne, Ekzeme, Psoriasis, Rheuma, Arthritis und Nahrungsmittel-Intoleranzen erfahren häufig deutliche Verbesserungen bei der Behandlung des LGS.

In der Regel haben nämlich all diese Betroffenen ein Darmproblem, weil ihre Darmschleimhaut durchlässig ist. Wird dies therapiert, bessern sich häufig auch die Beschwerden der augenscheinlichen Haupterkrankungen. LGS wird von naturheilkundlichen Therapeuten als eine Basis vieler Erkrankungen gesehen.

Die Darmschleimhaut und -flora sind so konzipiert, dass Nährstoffe verdaut werden, damit sie anschließend in den Blutkreislauf aufgenommen werden können. Von dort aus wird der gesamte Organismus mit Nährstoffen versorgt. Bei einer gesunden Darmschleimhaut werden Fremdkörper erkannt und aus dem Körper ausgeleitet. Denn die Darmschleimhaut bildet eine Barriere und verhindert dadurch, dass die ungewollten Eindringlinge erst gar nicht in die Blutbahn gelangen.

Dabei fungiert die Darmschleimhaut wie ein Maschennetz, das unerwünschte Stoffe nicht durchdringen lässt. Ist die Darmschleimhaut aber erkrankt, wird dieser ‚Maschendrahtzaun' immer durchlässiger und ermöglicht immer größeren Fremdstoffen wie Antigenen und Toxinen den Zugang in den Blutkreislauf. Damit ist der durchlässige Darm grundsätzlich ein Absorptionsproblem, denn zu viele Substanzen gelangen in den Organismus, die dort nicht hingehören. Dieser Vorgang wird als Leaky Gut Syndrom bzw. durchlässiger oder leckender Darm bezeichnet.

Über diesen Weg gelangen auch Allergene ungehindert in den Blutkreislauf und können so generalisierte Allergien oder Nahrungsmittel-Allergien und -Unverträglichkeiten auslösen. Eine intakte Darmschleimhaut hingegen nimmt keine Allergene auf, indem das Immunsystem der Darmschleimhaut diese sofort zerstören würde.

Der Darm ist durch mehrere Schichten geschützt. Als erstes kommt es zu einer Schädigung der innersten Barriere, der Darmflora. Diese besteht aus vielen Mikroorganismen, die in einem Gleichgewicht miteinander leben. Die hier lebenden Milchsäurebakterien wie Bifidobakterien und Laktobazillen sorgen für ein gesundes Darmklima, können krankmachende Keime in ihre Schranken weisen und helfen bei der Verdauung und Assimilation der Nährstoffe.

Die gesunde Darmwand mit der Darmflora und Darmschleimhaut übt eine Schutzfunktion als sog. Intestinalschranke aus, um Fremdkörper nicht in den Blutkreislauf einfließen zu lassen. Ist die Darmwand jedoch porös, kann sie dieser Aufgabe nicht mehr nachkommen. Sie kann die Barriere nicht mehr aufrecht erhalten werden, so dass unerwünschte Substanzen ungehindert in den Organismus gelangen. Die Intestinalschranke kann man sich wie einen schützenden Wachs auf einem Parkettboden oder einem Autolack vorstellen. Ist dieser Wachs porös, können Fremdkörper in das Holz bzw. den Lack eindringen.

Da eine gesunde Darmflora in der heutigen Zeit durch immer mehr äußere Einflüsse wie Zucker, Alkohol, Stress, Medikamente, Koffein etc. strapaziert wird, ist eine gestörte Darmflora (Dysbiose), bei der die krankmachenden Bakterien im Darm die Überhand gewinnen, mittlerweile keine Ausnahme mehr, sondern vielmehr die Regel. Der Weg zu einer durchlässigen Darmschleimhaut ist dann bei vielen Menschen nicht mehr weit.

Ist erst die vorderste Barriere der Intestinalschranke durchbrochen und der Zugang zur Darmschleimhaut möglich, dauert es oft nicht lange, bis sich auch in der unter der Darmflora befindlichen Darmschleimhaut die ersten porösen Stellen entwickeln. Kann daraufhin die Intestinalschranke ihre Schutzfunktion nicht mehr aufrecht erhalten und wird der Darm somit durchlässig, kann das Übertreten von nicht erwünschten Substanzen ins Blut nicht mehr verhindert werden.

Nicht selten beginnt die Entwicklung des LGS mit der Einnahme von Antibiotika, denn diese können im Darm nicht zwischen guten und krankmachenden Bakterien unterscheiden. Sie zerstören somit auch die schützenden Keime wie Laktobazillen und Bifidobakterien und führen zu einer Schädigung der Darmflora.

Nach einer einmaligen Antibiotikagabe ist eine halbwegs intakte Darmflora oft noch in der Lage, sich zu regenerieren. Bei wiederholten Antibiotika-Einnahmen jedoch kann sich die Darmflora nicht mehr aus eigener Kraft heraus aufbauen. Denken Sie mal darüber nach: Haben Sie in der Vergangenheit Antibiotika eingenommen und bauen seitdem gesundheitlich ab?

Vergleichbare Auswirkungen auf die Darmflora haben auch die Einnahme von Cortison und Chemotherapien. Gerade bei chemotherapierten Tumorpatienten kommt zu allem Unglück eine hochgradige Pilzbelastung hinzu, die leider viel zu selten entsprechend therapiert wird.

Ein undichter Darm entwickelt sich auch dann, wenn die Darmschleimhaut gereizt und entzündet ist. Der Darm wird zunehmend durchlässiger, je länger dieser Zustand anhält. Dies geschieht oft durch Nahrungsmittel, die nicht vertragen werden, weil eine Allergie oder Intoleranz auf bestimmte Lebensmittel besteht.

Hat man beispielsweise eine Fructose-Intoleranz und isst aus Unwissenheit regelmäßig Obst, weil man sich ja eigentlich gesund ernähren möchte, entstehen durch die Gärungsprozesse im Darm Fuselalkohole und Gase, die zur Schädigung der Darmflora und Darmschleimhaut führen.

Aufgrund der Dysbiose im Darm wird dem Candida-Hefepilz Tür und Tor geöffnet. Die Pilzsporen haften an der Darmschleimhaut und tragen dazu bei, dass diese noch durchlässiger wird. Man kann sich dies so vorstellen wie Baumwurzeln, die im umliegenden Beton Risse verursachen.

Durch die durchlässige Schleimhaut kann es schließlich passieren, dass der Candida ebenfalls in den Blutkreislauf gelangt und verschiedene Körperregionen erreicht. Pilzinfektionen äußern sich häufig in Hautausschlägen wie z. B. Soor, Juckreiz, Kopfschuppen und Haarausfall. Besonders gefährlich wird es, wenn diese Pilze andere Organe erfassen.

Ist die Schleimhaut undicht geworden, wandern Bestandteile von unverdauter Nahrung, Bakterien, Pilze, toxische Substanzen, saure Giftstoffe einschließlich Metallen durch die porösen Schleimhautstellen in den Blutkreislauf. Diese Fremdstoffe überfluten die Leber mit zusätzlichen Giftstoffen, womit sie in der Regel überfordert ist, diese zu eliminieren. Stattdessen gelangen diese Stoffe erneut in die Blutbahn und werden über diesen Weg ins Bindegewebe, die Muskulatur und Fettzellen verschoben.

Je nachdem, wo sich die Fremdstoffe ablagern, können sich unterschiedliche Krankheitsbilder entwickeln, die meistens allerdings nicht ursächlich mit einem durchlässigen Darm in Zusammenhang gebracht werden.

Das Immunsystem mobilisiert aufgrund des Eindringens der Fremdstoffe Antikörper zur Bekämpfung dieser fremden Substanzen. Dabei werden mehr Antikörper produziert als zur Bindung der Fremdstoffe erforderlich wären, so dass allergische Reaktionen, Entzündungen bis hin zu Schmerzen im ganzen Körper entstehen. Von all diesen Reaktionen wird das Immunsystem überwältigt, wodurch das LGS eng verbunden sein kann mit Autoimmunerkrankungen.

Entfernung der Amalgamfüllungen – Maßnahmen beim Zahnarzt

Das Entfernen der Amalgamfüllungen sollte äußerst vorsichtig und gewissenhaft erfolgen. Damit will ich sagen, dass es dringend erforderlich ist, entsprechende Vorsichtsmaßnahmen zu ergreifen, damit durch die Entfernung nicht noch weiterer gesundheitlicher Schaden angerichtet wird.

Als ich 1999 vor diesem Problem stand, gab es kaum entsprechend ausgebildete Zahnärzte, die wussten, worauf es bei der richtigen Entfernung ankommt. Mittlerweile hat sich diese Situation doch um einiges verbessert, so dass doch eine ganze Anzahl mehr an adäquaten Zahnärzten zur Verfügung steht. Da ich immer wieder Schauermärchen höre von Betroffenen, die gerade erst durch die Amalgamentfernung krank werden, möchte ich in diesem Kapitel deutlich machen, wie wichtig das Entfernen mit Schutzvorrichtungen ist.

Diese Personen hatten einfach in dem Glauben gehandelt, etwas Gutes für ihre Gesundheit tun zu wollen, weil sie ‚von irgendwoher' gehört hatten, dass Amalgam gesundheitsschädlich sei. Ohne jegliche Schutzvorkehrungen ließen sie die Füllungen entfernen und wurden oft danach zunehmend kränker.

Allerdings dauerte es meist eine ganze Weile, bis sie den Zusammenhang zwischen ihrer Amalgamentfernung und der abnehmenden Gesundheit herausfanden. Aber bei vielen Betroffenen dauert es nicht mal ein paar Stunden, bis die ersten Symptome auftreten. Schon nach wenigen Augenblicken kann es zum Kreislaufzusammenbruch kommen. Oft tritt auch starkes Muskelzittern auf sowie epilepsieähnliche Krämpfe, ein Depressionsschub oder auch Sprach und Sehstörungen, um nur einige wenige der möglichen Nebenwirkungen zu nennen. Meistens verschlimmern sich die Symptome dann mit jedem weiteren Tag. In vielen Fällen ist die Haut beteiligt, die mit starken Ekzemen, Schüben von Neurodermitis oder Schuppenflechte oder auch mit Ausschlägen und Eiterpusteln reagieren kann.

Das Gefährliche an der Entfernung ist einerseits das Einatmen von freiwerdenden Quecksilberdämpfen, die durch das Herausbohren entstehen. Andererseits birgt aber auch das Herunterschlucken von Amalgamstückchen Gefahren, die es zu vermeiden gilt.

Damit durch das Entfernen der Amalgamfüllungen keine Nebenwirkungen auftreten, müssen unbedingt bestimmte Vorkehrungen getroffen werden. Gab es bis vor wenigen Jahren nur wenige Möglichkeiten, Schutzvorkehrungen zu ergreifen, so gibt es mittlerweile mehrere Methoden.

Einige Zahnärzte verwenden einen sog. Kofferdam, der zu den ältesten Vorsorgemöglichkeiten bei der Amalgamentfernung gehört. Der Kofferdam ist ein undurchlässiges Spanngummi, das vor der Amalgamentfernung um den zu behandelnden Zahn gelegt wird und somit für eine Abschirmung der Mundhöhle und der Schleimhäute sorgt. Da der Kofferdam jedoch nicht vor dem Einatmen der Quecksilberdämpfe schützt, sind weitere Vorsichtsmaßnahmen wie u. a. eine Sauerstoff- oder Fremdluftmaske sinnvoll.

Alternativ zum Kofferdam gibt es Spezialbohrer, die den zu behandelnden Zahn mit einer Plastikabdeckung umgeben und mit einer Absaugevorrichtung ausgestattet sind. Aus Schweden gibt es einen entsprechenden Spezialbohrer (Cleanup-System), mit dem der Zahn fast vollständig abgedeckt wird und nur eine Öffnung bleibt, durch die der Zahnarzt die Füllung bearbeiten kann. Anhand eines Hartmetallfräsers wird die Füllung dann in drei bis vier Stücke geteilt und entfernt.

Nach Möglichkeit sollte ein Bohrer mit einer geringen Drehgeschwindigkeit (niedrigtourig) eingesetzt werden. Es gibt auch Bohrer, mit denen die Füllungen herausgebrochen werden und durch einen sofortigen Absaugmechanismus das Herunterschlucken von Amalgamstückchen vermieden wird.

Bei einer schweren chronischen Vergiftung ist es ratsam, während der Amalgamentfernung eine Atemmaske anzulegen, über die eine Sauerstoffzufuhr erfolgt.

Im Zusammenhang mit den zu wählenden Schutzmaßnahmen bei der Amalgamentfernung fällt auch häufig die Bezeichnung ‚Dreifachschutz'. Diese beinhaltet die Schutzmaßnahmen Sauerstoff, Kofferdam und einen langsamen Bohrer.

Nach dem Herausbohren des Amalgams ist es trotz der diversen Vorsichtsmaßnahmen sinnvoll, das Behandlungszimmer zu wechseln, um nicht doch noch mit in der Luft befindlichen Quecksilberdämpfe konfrontiert zu werden.

Zu der umfangreichen Entfernungsmaßnahme gehört auch, dass direkt nach dem Entfernen der Amalgamfüllung die trotz aller Vorsichtsmaßnahmen vorhandenen Schwermetalle abgefangen werden. Dies erfolgt entweder durch das Spülen des Mundraumes mit medizinischer Kohle oder mit Chlorella Algen, die zuvor zerkaut werden, bevor man einige Schluck Wasser hinzufügt. Nach ein paar Minuten Spülung spuckt man den Giftcocktail aus und spült noch einige Male mit Wasser nach, schluckt den Speichel jedoch nicht hinunter.

Es gibt auch Zahnärzte, die statt Chlorella-Algen oder Kohle eine Selenampulle oder eine Ampulle Natriumthiosulfat verabreichen. Hierbei wird es häufig so gehandhabt, dass man einen kleinen Teil der Ampulle zur Mundspülung verwendet und nach dem Ausspucken der Ampullenrest anschließend getrunken wird. Dies dient dazu, die Mundhöhle vom Quecksilber zu reinigen. Ergänzend empfehlen einige Therapeuten auch, bereits 2 Stunden vor der Amalgamentfernung eine DMSA-Kapsel einzunehmen.

Im Übrigen ist es äußerst wichtig, die Amalgamfüllungen nicht im Hauruckverfahren möglichst auf einmal oder in nur wenigen Sitzungen zu entfernen. Dies kann gerade für Patienten mit einer langjährigen chronischen Intoxikation eine unzumutbare Belastung darstellen und unerwünschte Reaktionen hervorrufen. Am besten sollte die Entfernung auf einen Zeitraum von mehreren Wochen ausgedehnt werden, so dass der Körper immer wieder Erholungsphasen erhält. In schweren Fällen kann dieser Zeitraum auch auf ein paar Monate ausgedehnt werden. Einige Zahnärzte empfehlen eine quadrantenweise Sanierung im Abstand von zwei bis drei Monaten, bei der z. B. in der Reihenfolge ‚links oben, rechts oben, links unten und rechts unten' verfahren wird.

Wichtig ist, dass am Ende der Zahnsanierung das komplette Amalgam entfernt wurde. Leider wird immer wieder versäumt, auch überkronte Zähne nach Amalgamresten hin zu untersuchen. Denn häufig befindet sich auch unter Kronen und Brücken noch Amalgam, außerdem auch in vielen Wurzelfüllungen.

Besonders kritisch und aufwendig wird die Amalgamentfernung, wenn zusätzlich zu den Zähnen auch im Kieferknochen Quecksilberdepots vorhanden sind. Diese Depots können anhand einer Panoramaaufnahme von hierauf spezialisierten Zahnärzten festgestellt werden. Einer der bekanntesten deutschen Toxikologen Dr. Daunderer ist einer der Profis auf diesem Gebiet. Er plädiert dafür, den quecksilberbelasteten Kiefer radikal auszufräsen. Nach der Ausfräsung soll der Kiefer anschließend für ca. 3 Wochen geöffnet bleiben und mit Wundgazestreifen ausgelegt werden. Zur Sicherheit schicken einige Patienten die hier verwendeten Tamponagen an spezialisierte Labore, um den Quecksilbergehalt überprüfen zu lassen. Bei einigen Patienten sind die Quecksilber-Ablagerungen im Kiefer sogar mit bloßem Auge erkennbar, sobald dieser aufgeschnitten wurde.

Alternativ zu dem Aufschneiden des Kieferknochens verwenden einige Zahnärzte DMPS-Spritzen, um den Kieferknochen zu entgiften. In manchen Fällen kann dies sehr wirksam sein, aber es kann trotzdem erforderlich werden, den Kieferknochen zu öffnen.

Ich weiß, dass dies alles ziemlich erschreckend klingt und man die vielen Schmerzen und anstehenden Kosten fürchtet, die da auf einen warten. Doch wer wirklich möglichst gesund werden möchte, wird an einigen dieser Maßnahmen kaum vorbeikommen. Wenngleich das Ausfräsen des Kiefers gründlich überlegt sein und nur in wirklich begründeten Fällen durchgeführt werden sollte. Erfahrungsgemäß reicht das Entfernen der Füllungen in den meisten Fällen aus, ohne dass der Kiefer noch zusätzlich mit einbezogen werden muss. Sollte Ihr Zahnarzt keine Erfahrung im sicheren Entfernen von Amalgamfüllungen haben und die in diesem Kapitel beschriebenen Vorsichtsmaßnahmen nicht kennen oder nicht ernst nehmen, so ist es in Ihrem persönlichen Interesse, einen anderen Zahnarzt aufzusuchen. Unterschätzen Sie die Giftigkeit des freiwerdenden Quecksilbers nicht, die bei der Entfernung der Amalgamfüllungen entsteht.

Auch wenn Sie andere Zahnmetalle entfernen lassen möchten, so sollten Sie auf Zahnärzte vertrauen, die sich mit dieser Thematik ausreichend auskennen. Schon wenn ein Zahnarzt in seiner Praxis noch immer Amalgamfüllungen verwendet, ist dies ein sicheres Indiz dafür, dass er die umfänglichen Gefahren der Zahnmetalle nicht kennt.

Maßnahmen bis zur endgültigen Entfernung der Amalgamfüllungen

Vom Tag der Diagnose der Schwermetallvergiftung bis zu dem Tag, an dem schließlich die letzte Füllung Ihren Mund verlassen wird, vergehen vermutlich noch mehrere Wochen, womöglich sogar ein paar Monate, und in Extremfällen dauert es auch durchaus noch länger. Damit es während dieser Zeit nicht zu weiteren zusätzlichen Quecksilberbelastungen kommt, sollten einige Vorsichtsmaßnahmen ergriffen werden. Diese dienen hauptsächlich dazu, dass aus den noch vorhandenen Amalgamfüllungen möglichst wenig weitere Quecksilbermengen freigegeben werden.

1. Da durch jede Mahlzeit Quecksilber freigesetzt wird, sollten möglichst wenige Mahlzeiten erfolgen. Am besten verzehren Sie nicht mehr als vier Mahlzeiten pro Tag und verzichten auf Zwischenmahlzeiten.
2. Putzen Sie Ihre Zähne höchstens zweimal täglich.
3. Lassen Sie Ihre vorhandenen Füllungen nicht polieren.
4. Führen Sie noch keine ausleitenden Chelattherapien durch.
5. Verzichten Sie unbedingt auf Kaugummi, da durch das Kaugummikauen erhöhte Quecksilbermengen freigesetzt werden.
6. Trinken Sie heiße Getränke nur in Kombination mit Mahlzeiten. Je heißer das Getränk ist, desto höher ist die freigesetzte Quecksilbermenge.
7. Vermeiden Sie saure Säfte und Früchte, denn auch sie führen zu einer erhöhten Quecksilberfreisetzung.
8. Bereiten Sie Ihre Entgiftungsorgane auf die bevorstehende Schadstoffausleitung vor, indem Sie diese schon vorab mit entsprechenden Präparaten unterstützen.

Was kommt nach Amalgam?

Dies ist eine äußerst schwierige Frage, die sich leider nicht in zwei Sätzen beantworten lässt. Grundsätzlich ist es so, dass der idealste Zahn der eigene ist. Denn nichts ist so gut wie der eigene Zahn und nichts kann ihn ersetzen. Aber dennoch bleibt ja oftmals gar keine andere Wahl, als Zahnfüllmaterial einsetzen zu lassen. Was also ist zu tun?

Zunächst ist es sinnvoll, direkt nach dem Entfernen der Amalgamfüllungen eine Zwischenlösung zu wählen. Dies bedeutet, dass man für einen Zeitraum von 6 Monaten bis hin zu 3 Jahren Zementfüllungen einsetzen lassen sollte. So kann der ganze Organismus zunächst zur Ruhe kommen. Außerdem besteht sonst die Gefahr, dass durch sofortige Endversorgungen die Amalgamentgiftung blockiert würde.

Wann der richtige Zeitpunkt für die Endversorgung gekommen ist, entscheidet sich ganz nach dem individuellen gesundheitlichen Zustand. Bei sehr schwer vergifteten Patienten ist es häufig äußerst mühsam, überhaupt einen verträglichen Dentalstoff ausfindig zu machen.

Bevor ich Ihnen einige Amalgam-Alternativen vorstelle, möchte ich unbedingt darauf hinweisen, was es nicht sein darf: Gold oder andere Metalle. Ich weiß, dass dieses Thema neben der gesamten Amalgam-Problematik auch immer sehr heiß diskutiert wird. Aber aus Erfahrung und Gesprächen mit vielen Therapeuten und Betroffenen kann ich nur wirklich davor warnen, nach der Amalgamentfernung andere Metalle einsetzen zu lassen. Auch Implantate aus Titan sind nicht unbedenklich, selbst wenn Titan immer wieder als sehr gut verträglich dargestellt wird.

Ein noch viel größeres Problem stellt sich jedoch häufig bei Gold ein, denn durch goldhaltigen Zahnersatz wird die Ausleitung von Quecksilber und Palladium um ein Vielfaches erschwert. Dies wird damit erklärt, dass sich Gold quasi an das Quecksilber andockt und damit die Entgiftung äußerst schwierig macht.

Leider sind mir im Laufe vieler Jahre einige Betroffene begegnet, bei denen genau das passiert war. Im guten Glauben, richtig zu handeln, hatten sie meistens viele tausend Euro für die Goldfüllungen bezahlt und bauten auf der anderen Seite gesundheitlich aber dramatisch ab. Die Information über den Zusammenhang von Quecksilber und Gold erhielten sie dann meist erst nach vielen Jahren, wenn sich schon gravierende gesundheitliche Störungen eingestellt hatten.

Derartige Fälle habe ich bei wirklich vielen Patienten erlebt, die nach der Amalgamentfernung metallhaltige Kronen eingesetzt bekamen, die meist aus schädlichen Metallen wie unter anderem Palladium, Indium, Zink und Zinn bestanden. Und auch Quecksilber wurde in einigen Zahnersatzteilen als Bestandteil identifiziert. Also bitte merken Sie sich: Bei einem Schwermetallgeschädigten gehören Metalle nie wieder in den Mund.

Aber was soll anstatt all dieser schädlichen Metalle nun verwendet werden? Da die Verträglichkeit der verwendeten Dentalstoffe sehr von der individuellen Lage abhängt, gibt es keine Lösung, die für alle gültig sein kann. Das heißt im Klartext: bevor Sie sich für einen bestimmten Zahnfüllstoff entscheiden, lassen Sie diesen von spezialisierten Therapeuten unbedingt austesten! Hierfür gibt es mehrere Testverfahren aus der Naturheilkunde wie beispielsweise Kinesiologie, Elektroakupunktur, Radionik oder Bioresonanz. Es ist auch sinnvoll, sich nicht nur auf einen Test zu verlassen, sondern sicherheitshalber mindestens ein zweites Testverfahren durchzuführen. Auch LTT-Tests oder MELISA-Tests können eine hilfreiche Ergänzung sein. Leider übernehmen die Krankenkassen die Kosten für die Austestungen in der Regel nicht.

Nehmen Sie diese Testverfahren erst dann vor, wenn der Einsatz neuer Füllungen bevorsteht. Wenn Sie zwischenzeitlich Zementfüllungen tragen und erst in etwa 3 Jahren eine endgültige Lösung wählen möchten, macht es keinen Sinn, die Testverfahren zu lange im Voraus durchzuführen. Denn im Laufe der Zeit kann sich die Verträglichkeit noch sehr verändern.

Die Wichtigkeit derartiger Testverfahren kann ich gar nicht groß genug herausstellen. Denn es geht nicht nur um Ihr vieles Geld, das Sie für eine derartige Zahnsanierung zwangsläufig ausgeben werden, sondern es geht auch um Ihre Gesundheit! Sparen Sie in diesem Moment nicht an der falschen Stelle, denn das kann letztendlich noch viel teurer werden und außerdem Ihrer Gesundheit immens schaden.

Und außerdem: Lassen Sie sich immer den Beipackzettel zeigen, um wirklich sicher zu sein, welche genaue Zusammensetzung das gewählte Material tatsächlich hat.

Zementfüllungen

Zementfüllungen gelten als Zwischenlösungen, weil sie bis zu 3 Jahre halten können. Werden sie richtig gut eingesetzt, verbleiben sie tatsächlich auch noch viele Jahre länger in den Zähnen. Außerdem ist es möglich, zwischendurch erforderliche Ausbesserungen vorzunehmen. Je nachdem, wie groß die gefüllten Zahnoberflächen sind, kann der Zement nämlich leicht herausbrechen. Auch dass der Zahnnerv angegriffen werden kann, soll in Einzelfällen vorkommen.

Dennoch raten Umweltzahnärzte dazu, direkt nach der Amalgamentfernung zunächst Zementfüllungen einzusetzen, bevor nach einer gewissen Zeit eine Endlösung gewählt wird. Zementfüllungen gelten biologisch gesehen am unbedenklichsten und lassen den Körper zur Ruhe kommen. Achten Sie darauf, dass der Zement möglichst hohe Siliziumverbindungen enthält.

Kunststoffe

Bereits seit den 1970er Jahren wird intensiv an Kunststoffen als Zahnersatz geforscht, aber trotzdem ist bis heute kein sicherer Kunststoff bekannt, der bei schwermetallgeschädigten Patienten wirklich bedenkenlos verwendet werden könnte.

Leider sind Kunststoffe nicht so unbedenklich wie sie sein sollten, denn sie beinhalten Inhaltsstoffe wie Fluoride, Farbstoffe, Benzylperoxid, Acrylate und andere Substanzen, die nicht nur zu Allergien führen, sondern außerdem vom Körper nur schwer entgiftet werden können.

Hinzu kommt, dass der Einsatz von Kunstofffüllungen technisch sehr aufwendig ist. Denn wenn die Füllungen lange haltbar sein sollen, muss ihr Einsatz in mehreren Schritten erfolgen, indem der Füllstoff in mehreren Schichten aufgetragen wird. Werden die Füllungen nicht präzise genug eingesetzt, werden sie undicht, so dass Bakterien eintreten und den Zahn bis in die Tiefe angreifen können.

Aber auch wenn sie sehr professionell eingesetzt werden, ist ihre Lebensdauer von 5 bis 7 Jahre nicht sehr lang. In Ausnahmefällen halten sie bis zu 12 Jahre. Häufig wird empfohlen, die Kunststofffüllungen nur für die Zähne zu verwenden, die keine großen Kauflächen besitzen. Denn für die hinteren Backenzähne reicht die Härte des Kunststoffes in der Regel nicht aus.

Sollte aus Kostengründen die Wahl trotz verschiedener Bedenken auf Kunststoffe fallen, so achten Sie darauf, dass ein Bisphenyl-A-freier Kunststoff verwendet wird.

Keramik

Als einer der verträglichsten Dentalstoffe gilt mittlerweile Zirkonoxidkeramik. Hierbei handelt es sich um einen Naturstoff, der fast nie zu Allergien führt. Neben der guten Verträglichkeit ist auch die lange Lebensdauer ein wichtiges Argument für diesen beliebten Zahnersatz. Hinzu kommt, dass Zirkonoxidkeramik mittlerweile nicht nur für Füllungen einsetzbar ist, sondern auch Brückenkonstruktionen und Implantate möglich sind.
Als Klebstoff ist meistens Zement möglich. Optisch sind Keramik-Dentalstoffe nicht von natürlichen Zähnen zu unterscheiden.

Klebstoffe

Abschließend zum Thema der Zahnsanierung ist es mir noch wichtig, auf die Kleber hinzuweisen, mit denen die Füllungen befestigt werden. Zwar werden von gewissenhaften Zahnärzten häufig die Dentalstoffe sorgfältig ausgesucht, aber die zusätzlich verwendeten Klebstoffe werden leider immer noch in Bezug auf ihre Verträglichkeit sehr vernachlässigt.

So kommt es leider immer wieder vor, dass zwar ein verträglicher Dentalstoff eingesetzt wird, aber der Patient aufgrund der verwendeten Klebstoffe mit heftigen körperlichen Symptomen reagiert. Bevor Sie womöglich die teuren Füllungen wegen der eventuellen Klebstoff-Unverträglichkeit wieder entfernen lassen müssen, testen Sie diese lieber im Vorfeld.

Als mögliche Alternative zu herkömmlichen Klebern wird häufig Zement empfohlen, es wird aber immer Fälle geben, in denen sich die Verwendung von anderen Klebern nicht vermeiden lassen.

Und nun zu den Kosten

Dies ist eigentlich ein sehr trauriges Kapitel, denn leider ist es so, dass man als Patient mit einer chronischen Schwermetallvergiftung fast alles selbst finanzieren muss. Obwohl man in der Regel grotestkerweise die Schwermetallvergiftung auf Krankenschein erhalten hat, indem man Amalgamfüllungen verordnet bekam.

Betroffene, die eine private Krankenversicherung haben, sind meist in einer glücklicheren Situation, so dass sie zumindest einige Kostenanteile erstattet bekommen. Doch wer kann sich schon so glücklich schätzen und ist privat versichert?

Eine kleine Ausnahme besteht auch, wenn der Epikutantest positiv ausgefallen ist, weil sie vermutlich zusätzlich zu der Amalgambelastung auch eine Amalgamallergie haben. Denn bei einer Allergie erstatten die gesetzlichen Krankenkassen anteilmäßig meist bis zu 60% die Zahnsanierung. Allerdings beschränkt sich die Erstattung auch nur auf die Zahnsanierung, was bedeutet, dass eine notwendige Entgiftung nicht finanziert wird.

Da das Krankheitsbild einer chronischen Vergiftung jedoch meistens sehr viel schwerer wiegt als das einer Allergie, ist dies ein Zustand, der eigentlich als unhaltbar anzusehen ist, dass alle anderen Patienten in der Regel für sämtlich anfallenden Kosten selbst aufkommen müssen. Und je schwerer die Vergiftung ist, desto langwieriger und damit teurer wird der Weg zu mehr Gesundheit.

Aber es ist leider ein riesiges Problem, dass nach Meinung der Krankenkassen und vieler Schulmediziner eine chronische Schwermetallvergiftung gar nicht existiert. Und so ist es nicht nachvollziehbar, dass statt der Kostenübernahme für die Zahnsanierung und begleitende Entgiftungstherapie lieber die unweigerlich auftretenden Langzeitfolgen finanziert werden, falls man seine Vergiftung nicht beseitigt. Stattdessen bezahlt man teure Therapien für jahrelange Psychotherapien aufgrund von Depressionen, Dialysekosten, die als Folge von vergiftungsbedingtem Nierenversagen auftreten, Chemotherapien wegen Krebserkrankungen, die nämlich als Langzeitfolgen von Schwermetallbelastungen im Verdacht stehen. Und auch teure monatelange Aufenthalte in Hautkliniken aufgrund von therapieresistenten Hauterkrankungen wie Neurodermitis und Schuppenflechte werden finanziert, obwohl eine Zahnsanierung mit begleitender Entgiftung oftmals eine durchschlagende und andauernde Gesundheitsverbesserung bringen würde.

In vielen Fällen dürften jedenfalls die Spätfolgekosten, die aufgrund einer chronischen Schwermetall-Vergiftung entstehen können, wesentlich höher sein als die Kosten für die Zahnsanierung mit begleitender Entgiftung.

Umfangreiche Schriftwechsel und heiße Diskussionen mit Mitarbeitern der gesetzlichen Krankenkassen laufen leider fast immer ins Leere und kosten den ohnehin schon gesundheitlich angeschlagenen Patienten weitere wertvolle Energie. Liebend gerne hätte ich an dieser Stelle etwas anderes geschrieben. Denn man ist aufgrund seiner chronischen Vergiftung ohnehin schon derart schwer erkrankt, dass einem die Lebensfreude oftmals abhanden kommt, und man auch den Arbeitsplatz häufig verliert.

Als wäre das noch nicht genug, muss man auf der anderen Seite auch noch dafür kämpfen, dass man seine Entgiftung finanzieren kann. Denn hat man die finanziellen Mittel nicht, so wird man die Erkrankung nicht überleben. Das ist übrigens nicht allein meine Meinung, sondern dies ist eine Äußerung die mir vor vielen Jahren von einer Ärztin einer Universitätsklinik zuteil wurde. Sie sagte damals zu mir: „Patienten mit Ihrer Erkrankung überleben diese nicht, wenn sie die finanziellen Mittel nicht zur Verfügung haben."

Der Beweis, dass durch die Entfernung der Amalgamfüllungen und Entgiftung der Schwermetalle deutliche gesundheitliche Verbesserungen entstehen, sind für die Krankenkassen allerdings nicht Beweis genug, dass man sich für die Kostenerstattung entscheiden würde.

Zur Autorin

Sigi Nesterenko, geb. 1964, erkrankte 1994 an MCS (Multiple Chemische Sensibilität). Um zu überleben, musste sie sich nicht nur mit dem Vermeiden und Ausleiten von Umweltschadstoffen wie Quecksilber, Blei und Palladium beschäftigen, sondern auch mit den MCS-Begleiterscheinungen wie einer Schimmelpilzallergie, chronischen Infektionen, Histamin, Gluten und Fructoseintoleranz.

Durch ihre stetige Suche nach der Ursache konnte sie im Laufe der Jahre durch verschiedene naturheilkundliche Therapien einen erstaunlichen und respektvollen Weg der Genesung erfahren. Dieser Weg dauerte viele Jahre und erforderte extrem viel Eigeninitiative und Disziplin. Sie sammelte im Laufe der Jahre sehr umfangreiche Kenntnisse durch ständiges Lesen, Recherchieren, Experimentieren und intensiven Austausch mit anderen MCS-Betroffenen. Und nicht zuletzt die Durchführung unendlich vieler hilfreicher und auch weniger nützlicher Therapien haben zu ihrem umfangreichen Wissen über Naturheilkunde beigetragen.

Ihre eigenen Erfahrungen und gesammelten Erkenntnisse hat sie mittlerweile in über 20 Büchern veröffentlicht wie beispielsweise über Histaminintoleranz, Fibromyalgie, Nahrungsmittelintoleranzen, Leaky Gut – der durchlässige Darm, Candida und Blähungen. Sie ist inzwischen zu einer gefragten Expertin geworden, wenn es um Nahrungsmittel-Unverträglichkeiten und Umwelterkrankungen geht.

„Mit der Nutzung meiner Erfahrungen können andere Menschen ihre Leidenswege möglicherweise abkürzen und viele tausend Euros sparen. Hätte ich vor 15 Jahren meinen heutigen Wissensschatz gehabt, wären mir viele Jahre mit extrem eingeschränkter Lebensqualität erspart geblieben', Sigi Nesterenko.

Hinweise für den Leser

Alle Angaben in diesem Buch wurden nach bestem Wissen und mit größter Sorgfalt erstellt. Die Angaben und Empfehlungen erfolgen ohne Verpflichtung oder Garantie der Autorin. Sie und der Verlag übernehmen keine Verantwortung und Haftung für Personen, Sach- und Vermögensschäden aus der Anwendung der hier erteilten Ratschläge.

Dieses Buch hat nicht die Absicht und erweckt nicht den Anspruch, eine ärztliche Behandlung zu ersetzen. Ausdrücklich wird empfohlen, eine medizinische Diagnose vom Therapeuten einzuholen und eine entsprechende Therapiebegleitung durchzuführen. Einige der vorgestellten Maßnahmen weichen von der gängigen medizinischen Lehrmeinung ab, und resultieren aus der Erfahrungsheilkunde.

Es wird ausdrücklich darauf hingewiesen, dass mit diesem Buch keine erfüllbaren Hoffnungen erweckt werden, die eventuelle Heilerfolge erwarten lassen können.

Die Verwertung der Texte und Bilder, auch auszugsweise, ist nur mit Zustimmung des Verlags und der Autorin erlaubt. Dies gilt auch für Vervielfältigungen, Übersetzungen, Mikroverfilmungen und für die Verarbeitung mit elektronischen Systemen.